“你应该知道的医学常识”大型医学知识普及系列

总主编 舒志军
周　铭
主　编 陈建华
司静宇

教你巧用常见中草药

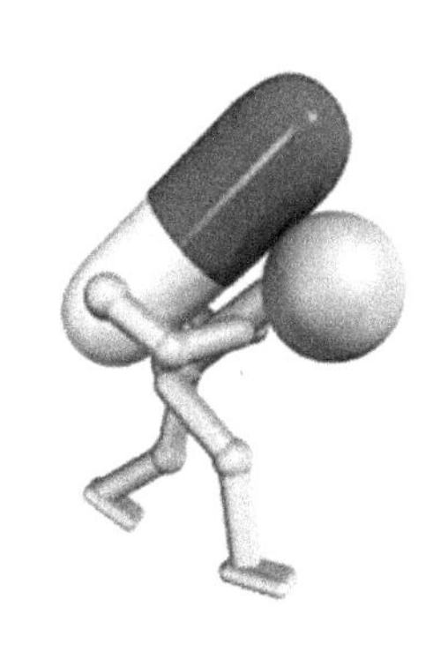

科学出版社
北　京

内 容 简 介

本书以简、便、廉、验为宗旨，选取常见中草药40味，分为解表类、清热类、补益类、理气类、平肝息风类、止血类、收涩类、化湿类、安神类、消食类、化痰类、活血化瘀类、外用药类。本书从一个个常见中草药入手，从来源、形态、辨别要点、产地、药理作用、性味与功能、用法与用量、注意事项、储藏方式方面分别进行论述，图片（以二维码形式呈现，读者扫一扫即可观看）选取有药物特征的部分进行拍摄，使读者可以轻松识别。此外，为方便读者理解，本书对部分中医术语做了简释。

本书适用于基层医院中医药工作人员，中医及中西医结合医院实习医生、药士，中医药学校学生，药店工作人员，普通大众等参阅。

图书在版编目（CIP）数据

教你巧用常见中草药 / 陈建华，司静宇主编.— 北京：科学出版社，2019.10
（“你应该知道的医学常识”大型医学知识普及系列）
ISBN 978-7-03-062522-9

Ⅰ. ①教… Ⅱ. ①陈…②司… Ⅲ. ①中草药-普及读物 Ⅳ. ①R281.3-49

中国版本图书馆CIP数据核字（2019）第219445号

责任编辑：闵 捷 / 责任校对：谭宏宇
责任印制：黄晓鸣 / 封面设计：殷 靓

科学出版社 出版
北京东黄城根北街16号
邮政编码：100717
http: // www. sciencep. com
南京展望文化发展有限公司排版
广东虎彩云印刷有限公司印刷
科学出版社发行 各地新华书店经销
*
2019年10月第 一 版 开本：A5（890×1240）
2020年12月第三次印刷 印张：3 1/4
字数：95 000

定价：20.00元

“你应该知道的医学常识”大型医学知识普及系列总编委会

《教你巧用常见中草药》编委会

主　编

陈建华　司静宇

副主编

姚佳晨　钟　萍　臧海生　赵荫环　李国文

编　委

（按姓氏笔画排序）

司静宇　李　升　李小玲　李国文
吴　惠　吴婉静　沈　洁　张嘉倩
陈　颖　陈　歆　陈建华　宗恩溢
赵荫环　钟　萍　姚佳晨　夏　晶
董　云　董智平　臧海生

从书序

我院的中西医结合工作开始于20世纪50年代，兴旺于60年代，发展于80年代，初成于90年代，1994年我院正式被上海市卫生局命名为"上海市中西医结合医院"。如今，上海市中西医结合医院已发展成为一所具有明显特色的三级甲等中西医结合医院、上海中医药大学附属医院。从上海公共租界工部局巡捕医院开始，到如今"精、融、创、和"医院精神的秉持，八十几载传承中，中西医结合人始终将"业贯中西、博采众长、特色创新、精诚奉献"的理念作为自己的服务宗旨。

提倡中西医并重、弘扬中西医文化、普及中医药知识一直是中西医结合人不懈努力的内容，科普读物的编写也是这一内容的重要组成部分。医学科普读物是拉近医护工作者和患者距离的有力工具，通过深入浅出、平实易懂的文字，能够让人们更好地了解医学、理解医生，也能使医生和患者之间的沟通更加顺畅。

本院相关科室医护工作者积极编写了"你应该知道的医学常识"大型医学知识普及系列，通过临床鲜活的病例介绍和医生丰富的经验记录，强调突出中西医结合诊断及治疗特色，着眼于人们的实际需求，为人们提供更具参考性、更为通俗易懂的医学知识，提高人们对医学科学知识的了解。此次"你应该知道的医学常识"大型医学知识普及系列的编写，也是我院在常见病患者及普通人群健康管理方面所做的一次努力。

我相信，对于患者、健康关注者还是临床医护人员，这都是一套值得阅读的好书！

上海中医药大学附属上海市中西医结合医院院长

2016 年 11 月

前 言

中医药文化源远流长，随着社会的发展，人们对中药的需求也悄然发生了变化，不仅仅用中药来治疗疾病，更加注重其在预防疾病、拥有高品质的生活、养生保健、延年益寿（如食疗、药膳、茶饮、美容、嫩肤、祛痘等应运而生）等方面的用途。临床常用的也是人们熟知的中药，即常见中草药。某些中草药还有不为人们熟知的用途，根据药理作用尚有新的用法，这就是本书的写作初衷。本书编写的目的主要是帮助大家更加合理地用药，巧妙用药；使大家不偏听，不盲从，纠正用药误区，正视药物偏性。本书编者总结了多名老中医的临床经验和多名中医师的临床实践，并结合北京同仁堂资深药师的用药经验及查询相关中医典籍和药理学书籍，再加上自身的临床实践编成本书，重点突出巧用性和实用性，使您能轻松制作简便方药和日常食疗方。期望您对常见中草药有新的认识。

本书以简、便、廉、验为宗旨，选取既是临床常用也是人们熟知的中草药40味，阐述如何多用途、多功能、多途径在生活中灵活、方便、巧妙地用药。本书从一个个常见中草药入手，从来源、形态、辨别要点、产地、药理作用、性味与功能、用法与用量、注意事项、储藏方式方面分别进行论述。图片（以二维码形式呈现，读者扫一扫即可观看）选取有药物特征的部分进行拍摄，人们结合辨别要点可轻松识别，结合产地更可选择道地药材，也知寒凉性味，便于人们选用。同时也写了西医病名便于人们选用。另外，书中简述了中医辨证，适合稍懂中医学知识者选用药物，并写明用量和疗程，重点突出非常见用法，如枸杞子治疗胃炎，天麻治疗子宫脱垂等，也告诉人们如何储存和注意事项。

本书所选中草药遵循《中华人民共和国药典》(2015版，一部)，选择炮制用药中40味常见中草药，所选图片真实可信。为方便读者理解，本书对部分中医术语都做了简释。本书适合基层医院中医药工作人员，中医及中西医结合医院实习医生、药士，中医药院校学生，药店工作人员，普通大众等参阅。

本书的编写得到了北京同仁堂药业的大力支持，他们不吝提供精制药材及饮片的实物照片，在此对各位中医药前辈、多位有丰富经验的临床医师、北京同仁堂药师表示感谢。在本书编写的过程中，经过很多学者多次修改，参考了相关的资料文献、书籍等，在此也一并向这些学者表示感谢。最后，特别感谢上海中医药大学附属上海市中西医结合医院王华医生对本书的大力协助。由于编写时间紧，本书如存在不足之处，敬请专家学者及广大读者批评指正，让我们弥补不足，修订再版。

主编

2018年9月

目 录

第一章　解表类

一、野菊花

【来源】 菊科植物野菊的干燥头状花序。

【形态】 呈类球形，直径0.3～1厘米，棕黄色。

【辨别要点】 外表面中部灰绿色或浅棕色，通常被白毛，气芳香，味苦。

【产地】 全国各地均产。

【药理作用】 野菊花成分为野菊花内酯、野菊花醇、黄酮苷等，可治疗痈疖疔毒[①]、湿疹、皮肤瘙痒、口疮、丹毒[②]等症。其对冠状动脉粥样硬化性心脏病、高血压、风热感冒、肺炎、鼻炎、支气管炎、咽喉肿痛、目赤模糊均有治疗效果。

【性味与功能】

1. 性味　味苦、辛，微寒，归肺经、肝经。

2. 功能　清热解毒。

【用法与用量】

·治疗用药·

1. 皮肤疾病

（1）湿疹、皮肤瘙痒：苦参、白藓皮、野菊花各30克，黄柏、蛇床子各

---

① 痈疖疔毒：皮肤表面的炎症。

② 丹毒：俗称“流火”。链球菌引起的皮肤、皮下浅表淋巴管发炎，多发生于小腿或面部。

15克，加水2 000毫升，武火煎煮沸腾后改文火30分钟，取汁，倒入浴盆中，加温水到能够浸渍患处为度，每日洗浴1次，每次浸泡30分钟，1个月为1个疗程。

（2）痈疽疔肿[①]、丹毒：

1）野菊花30克，土茯苓、蒲公英各20克，加水300毫升，武火煎煮沸腾后改文火15分钟。每日2次，早晚饭后1小时温服，连用7～10日，并外用鲜野菊花叶捣烂敷患处。

2）野菊花15克，连茎捣烂，加入黄酒30毫升合煮沸腾后，稍凉趁热服下，将所剩药渣外敷患处，连用7～10日。

3）野菊花鲜草、鲜紫花地丁同比例捣烂外敷，并取野菊花12克，加水100毫升，武火煎煮沸腾后改文火15分钟。每日2次，早晚饭后1小时温服，连用7～10日。

2. 泌尿系统疾病

（1）泌尿系统感染：野菊花50克，海金沙50克，加水300毫升，武火煎煮沸腾后改文火15分钟。每日3次，早中晚饭后1小时温服，连用7～14日。

（2）前列腺炎：以野菊花制成栓剂塞入直肠，每日2粒，2周为1个疗程，连续用药2～3个疗程。

3. 消化系统疾病　痔疮伴炎症：金银花50克，野菊花、蒲公英、紫花地丁各25克，天葵子15克，加冷水400毫升浸泡30分钟，武火煎煮至沸腾后改文火煎煮15分钟，倒出药汁，再加水400毫升，武火煮沸后改文火煎煮15分钟。将2次药汁混合后再分2次服用，早晚饭后1小时温服，连用14日。

4. 生殖系统疾病

（1）女性外生殖器瘙痒：苦参饮（苦参20克，蛇床子20克，地肤子20克，黄柏20克，野菊花20克），加水2 000毫升，武火煎煮沸腾后改文火30分钟，取药汁坐浴，每次15分钟。连用21日为1个疗程，月经期间停用，连续3个疗程。

（2）慢性盆腔炎：每晚睡前30分钟，将野菊花栓1粒塞入肛门内约

---

① 痈疽疔肿：皮肤表面的炎症。

3～5厘米处,10日为1个疗程,月经期间停用,连续3个疗程。

5. 其他

（1）预防流行性感冒:

1）野菊花50克,加水500毫升,武火煎煮沸腾后改文火60分钟,过滤去渣。在流行性感冒流行期,用该药液滴鼻3滴,每日2次,连续2周。

2）板蓝根野菊花汁:板蓝根30克,野菊花10克,一同放入砂锅,加水800毫升,中火浓煎2次,每次30分钟,合并2次滤汁即成。每次10毫升,早饭后服,连续2周。

（2）急性结膜炎(俗称“红眼病”):

1）金银花、连翘、野菊花、夏枯草各15克,竹叶、薄荷、桔梗、牛蒡子各9克,芦根18克,甘草3克,加水800毫升,武火煎煮沸腾后改文火30分钟,薄荷在最后3分钟加入,取出药汁。每日分3次服用,早中晚饭后1小时温服,7剂可愈。

2）野菊花15克,金银花15克,密蒙花9克,夏枯草6克,加水300毫升,武火煎煮沸腾后改文火15分钟。每日分2次服用,早晚饭后1小时温服或外用熏眼,连用1周。

·日常食疗·

茶类

（1）野菊花6克,沸水冲泡代茶饮,连用1周。本方可预防感冒。

（2）菊花冰糖茶:野菊花15克(鲜品加倍),冰糖20克,野菊花沸水冲泡闷10分钟,放入冰糖20克溶化即可。每日2剂代茶饮用,冲至无味,连用1周。

（3）野菊花枸杞茶:野菊花5克,枸杞子10克,开水快速冲洗,然后加开水冲泡。每日2剂代茶饮用,连用1周。

【注意事项】

（1）孕妇自身免疫力低下、脾胃较为虚弱,服用野菊花茶容易刺激肠胃,引起腹痛、腹泻等症状,不利于胎儿的健康成长。

（2）过敏体质者禁用。

（3）寒性体质者忌用。

（4）老年人因消化功能减退、脾胃较为虚弱,喝野菊花茶有引起肠胃疾病的可能性,故老年人需慎重饮用。儿童处在生长发育的高峰期,阳气正当时，野菊花茶有消减阳气之效，最好禁止饮用。

（5）伤寒感冒及伴有咽喉炎者：野菊花茶可刺激胃酸分泌，加重咽喉炎症，故忌用。

【储藏方式】 阴凉、干燥处储藏。

二、葛　根

【来源】 豆科多年生草质藤本野葛或甘葛藤的干燥根。野葛的根为葛根，甘葛藤的根为粉葛。

【形态】

1. 葛根　不规则的粗丝或小方块，有的松散成丛毛状，表面淡棕色，有纵皱纹、粗糙，有的外皮已除去。

2. 粉葛　不规则形的切片或丁，表面黄白色或淡棕色，未去外皮的呈灰棕色。

【辨别要点】

1. 葛根　切面黄白色，纹理不明显，质韧，纤维性强。

2. 粉葛　横切面可见由纤维形成的浅棕色同心状环纹，约1厘米见方，黄白色，富粉性，体重，质硬。

【产地】 主产于辽宁、河北、河南、山东、安徽、江苏、浙江等省。

【药理作用】 葛根内含12%的黄酮类化合物，如葛根素、大豆黄酮苷、花生素等营养成分，还有蛋白质、氨基酸、糖和人体必需的铁、钙、铜、硒等矿物质，具有解痉、扩张冠状血管、缩小心肌梗死范围、减慢心率、降压、增强免疫力、抗衰老的作用。

【性味与功能】

1. 性味　味甘、辛，性凉，归脾经、胃经。

2. 功能　解肌退热①，透发麻疹②，生津止渴③，升阳止泻④。

---

① 解肌退热：解除肌肉酸痛和退热。
② 透发麻疹：在麻疹初期使麻疹充分发出来。
③ 生津止渴：生成津液止住口渴。
④ 升阳止泻：升举阳气止住腹泻。

【用法与用量】

· 治疗用药 ·

1. 糖尿病

（1）糖尿病（肾阴虚阳亢证）：生地黄20克，山药20克，五味子10克，麦冬10克，葛根10克，蛤蜊粉12克，海浮石12克，天花粉15克，鸡内金5克，开水煎服，每日1剂。

（2）糖尿病（血瘀证）：木香10克，当归15克，川芎15克，葛根30克，丹参30克，黄芪30克，益母草30克，山药30克，赤芍12克，苍术12克，开水煎服，每日1剂。

2. 泄泻[①]（湿热伤中证）　葛根15克，炙甘草6克，黄芩9克，黄连9克，开水煎服，每日1剂。

· 日常食疗 ·

1. 汤类　葛根汤：葛根350克，猪尾巴（或排骨、母鸡、鸭子等）600克，陈皮20克，薏苡仁50克，赤小豆50克，煲汤调味。本方夏季服用，可以清热解毒、祛湿生津。

2. 羹类　桂花葛粉羹：糖桂花5克，葛根粉50克，先用凉开水适量调葛根粉，再用沸水冲化葛根粉，使之呈晶莹透明状，加入糖桂花拌匀，连续服用2周。本方可以清热生津、解肌发表，适合发热、口渴、心烦、口舌溃疡等症者。

3. 粥类

（1）葛根粉粥：葛根粉200克，大米300克。用清水浸泡大米一晚，次日与葛根粉拌匀煮粥调味。本方可以益气生津、升举阳气[②]，适合心脑血管疾病、糖尿病、腹泻患者，痢疾患者也可以常服。

（2）山药葛根粥：山药20克，葛根30克，大米100克，煮粥调味。本方可以健脾、止渴、减肥。

4. 茶类　葛根茶：葛根30克，煮水代茶饮，也可根据个人口味及其他需要加入菊花、山楂、玫瑰花、绿茶等同饮。本方夏季饮用，可以清热解

---

① 泄泻：以腹泻、便溏为主要表现的疾病。

② 升举阳气：是一种治法，指抬举人体内的清阳之气。

毒、健胃护肝，对于解酒也十分有效；长期服用还可以降血脂、降血压、降血糖。

【注意事项】

（1）不可多服，恐损胃气。

（2）胃寒者当慎用。

（3）夏日表虚汗多者尤忌。

【储藏方式】 阴凉、干燥处储藏。

第二章　清热类

一、金银花

【来源】　忍冬科植物忍冬的干燥花蕾或带初开的花。

【形态】　呈棒状，上粗下细，略弯曲，长2～3厘米，上部直径约3毫米，下部直径约1.5毫米。

【辨别要点】　表面黄白色或绿白色(贮久色渐深)，密被短柔毛，偶见叶状苞片。金银花气清香、味淡、微苦。

【产地】　山东、陕西、河南、河北、湖北、江西、广东等省，以河南省的“南银花”或“密银花”和山东省的“东银花”或“济银花”产量最高，品质也最佳。

【药理作用】　金银花含绿原酸及挥发油，可解热、兴奋中枢、促消化吸收、抗真菌、抗病毒。

【性味与功能】

1. 性味　味甘，性寒，归肺经、心经、胃经。

2. 功能　清热解毒，疏散风热。

【用法与用量】

·治疗用药·

1. 预防流行性感冒　金银花、连翘、大青根、芦根、甘草各15克，加水500毫升，武火煎煮至沸腾后改文火30分钟。水煎代茶饮，连服3～5日。

2. 痢疾　金银花25克，加水200毫升，武火煎煮至沸腾后改文火15

分钟。每日2次，早晚饭后1小时温服，3日为1个疗程。

3. 一切内外痈肿　金银花200克，甘草150克，加水500毫升，武火煎煮至沸腾后改文火30分钟。每日2次，早晚饭后1小时温服，1周为1个疗程。

4. 药物联用　与青霉素合用，能加强青霉素对耐药金黄色葡萄球菌的抗菌作用。3～7日为1个疗程。

5. 乳痈[①]　金银花240克，黄酒240克，密封浸泡2周。口服，每日2次，1次10毫升。本方治疗乳痈初期体质壮实者，效佳，1周为1个疗程。

· 日常食疗 ·

茶类

（1）金银花茶：金银花10克，沸水冲泡代茶饮，有清热解毒、护肤美容的功效。本品可以清热解毒、疏利咽喉、消暑除烦；可治疗暑热症、泻痢、流行性感冒、疮疖肿毒，对于急慢性扁桃体炎和牙周炎等疾病也有不错的疗效。

（2）金银花5克，菊花5克，沸水冲泡代茶饮。本品可以清热解毒、消暑除烦。

（3）金银花5克，玫瑰花3克，沸水冲泡代茶饮。本品可以清热去烦、理气解郁。

（4）金银花5克，薄荷3克，沸水冲泡代茶饮。本品可以清热解暑、清除痱子，还可改善牙龈发炎。

【注意事项】　虚寒体质者及月经期内忌用。

【储藏方式】　阴凉、干燥处避光储藏。

二、蒲公英

【来源】　菊科蒲公英属多年生草本植物蒲公英的带根全草。

【形态】　呈段状，根呈圆锥状，多弯曲，直径约5毫米，叶片占大部分，多破碎和皱缩，绿褐色或暗灰色。

---

① 乳痈：乳房的一种急性化脓性疾病。

【辨别要点】 头状花序球形，直径约1厘米，果实长椭圆形，细小，有白色细丝状冠毛。

【产地】 全国各地均有分布。

【药理作用】 蒲公英花含叶黄呋喃素、维生素B_2，根含多种三萜醇，本草含肌醇、天冬酰胺、苦味质、皂苷、树脂、菊糖，此外，尚含果胶、胆碱等。蒲公英对金黄色葡萄球菌有较强的抑制作用，对致病性皮肤真菌也有抑制作用。其水浸剂有相当强的利胆作用。另外，蒲公英还有抗肺癌作用。

【性味与功能】

1. 性味　味甘、苦，性寒，归肝经、胃经。

2. 功能　清热解毒，消肿散结[①]，利湿通淋[②]。

【用法与用量】

·治疗用药·

1. 乳房疾病

（1）乳腺炎：

1）治疗：干蒲公英15克，加水200毫升，武火煎煮沸腾后改文火10分钟，每日2次，早晚饭后1小时温服；或鲜蒲公英45克，捣汁内服；或全草捣烂加食盐外敷。1个月为1个疗程。

2）缓解：100克蒲公英叶捣烂，挤汁炖温，加糖口服，药渣加白矾5克调匀，外敷患处，可以消肿散结。1周为1个疗程。

（2）产后乳痈：蒲公英10克，王不留行10克，路路通10克，加水200毫升，武火煎煮沸腾后改文火20分钟。每日2次，早晚饭后1小时温服，连用5日。

2. 口腔疾病

（1）口腔溃疡：蒲公英叶50克，金银花15克，加水200毫升，武火煎煮沸腾后改文火15分钟，煮后去渣取汁，每日含漱3～4次，1个月为1个疗程。

---

① 消肿散结：治疗体内的肿块。

② 利湿通淋：利尿，排尿路结石。

（2）咽炎、扁桃体炎：蒲公英干品10克，加水100毫升，煮水饮，早晚饭后1小时温服。在饮用时要尽量小口慢慢喝，让蒲公英水在疼痛部位多停留一会。而对于儿童患扁桃体炎，还可采用外敷的方法：鲜品蒲公英10克，加紫花地丁10克捣碎，敷在患处，可有缓解炎症的作用，2周为1个疗程。

3. 幽门螺杆菌感染引起的胃炎　蒲公英10克，干姜10克，加水200毫升，武火煎煮沸腾后改文火20分钟。每日2次，早晚饭后1小时温服，连喝3日见效，效佳。因幽门螺杆菌容易反复，故间隔4日后再喝3日。

4. 皮肤疾病

（1）干蒲公英叶15克，金银花10克，连翘壳10克，白芷10克，鸡蛋清或蜂蜜适量；将以上药材打成粉，放入蛋清里面搅成糊状，以能敷到脸上为止。拌好后先取一些涂到皮肤上做一下过敏性测试，可以选择手背来涂抹，如果涂上后没什么过敏反应就说明可以使用。此面膜不仅对面部的痤疮有效，对于一些毛孔比较粗大，面部经常容易发炎的女士也有很好的帮助作用。而且本方不只有润泽肌肤的作用，对脸上的疖子、小脓疮及身上其他部位的小脓疮也有治疗作用。

（2）足癣（俗称“脚气”）：蒲公英15～30克，加水1 000毫升，武火煎煮沸腾后改文火15分钟，去除药渣，晾温泡脚。注意：泡脚的水温不宜过高，泡脚时间不可过长，一般泡10～20分钟即可，可以每日泡2次。也可以用鲜品捣烂后外敷，可起到杀灭真菌的作用。如果症状比较轻，用蒲公英一味药即可。如果症状较严重需要增加一些药物，如可以用蒲公英15～30克，枯矾15克泡脚，适合长水疱的足癣患者。

·日常食疗·

1. 汤类　蒲公英30克，猪肚1个，洗净加水炖烂，加调料调味，分2次食用。本方可以抑制胃酸分泌，促进溃疡愈合，对慢性胃溃疡有辅助治疗作用，服用2周，同时可结合西药治疗。

2. 茶类

（1）蒲公英10克，加水100毫升，煮水代茶饮。本方可以很好地预防感冒，在流行性感冒多发的时期，用蒲公英水送服玉屏风散预防感冒的效果更好，一般2周为1个疗程。

（2）蒲公英5克，绿茶5克，加水100毫升，煮沸后代茶饮。一般1周为1个疗程。本方可以清热解暑。

3. 其他 以下三种食疗方均可以清热解毒、治疗感冒。

（1）新鲜蒲公英汆水凉拌，调味即可。

（2）蒲公英根适量，放入冷水中熬制，当水变色，且有淡淡的咖啡味时将根捞出，放入大米熬制。

（3）新鲜蒲公英叶子适量，绿豆凉粉切块，加入米醋等调味。

【注意事项】 阴凉、干燥处储藏。

三、土茯苓

【来源】 百合科植物光叶菝葜的干燥根茎。

【形态】 为类圆形或不规则的切片，厚1～5毫米，直径2～5厘米，边缘不整齐。

【辨别要点】 切面类白色至淡红棕色，里面有点状维管束和多个小亮点，质地略有韧性，但是有粉性，折断时有粉尘飞扬，用水湿润后有黏滑感。

【产地】 长江流域南部各省均有出产。

【药理作用】 土茯苓含有生物碱，能解汞中毒，并可明显拮抗棉酚[①]毒性。

【性味与功能】

1. 性味 味甘、淡，性平，归肝经、胃经。

2. 功能 除湿，解毒，通利关节[②]。

【用法与用量】

·治疗用药·

1. 皮炎（神经性、脂溢性、夏季） 土茯苓50克，加水200毫升，煮沸后当茶饮。1个月为1个疗程。

---

① 棉酚：酚性棉毒素。

② 通利关节：治疗关节疾病。

2. 急慢性肾炎　土茯苓150克，加水300毫升，煮沸。每日早晚饭后1小时温服。1周为1个疗程。消肿作用较好，服后小便增加，同时专科就诊。

3. 急性细菌性痢疾　土茯苓、车前草各90克，穿心莲30克，加水1 500毫升，煎煮至1 000毫升。每次服40毫升，每日3～4次，多数4日可治愈。

·日常食疗·

1. 汤类　生地土茯苓猪骨汤：鲜土茯苓200克，生地黄30克，猪骨500克，以上材料洗净后一起放入砂煲，中火煮沸后改小火煲1小时左右，放入盐调味即可。本方可以清热祛湿、凉血解毒。

2. 粥类　土茯苓粥：土茯苓10～30克，薏苡仁50克，粳米50克。先用粳米、薏苡仁煮粥，再加入土茯苓(碾粉)混匀煮沸食用。本方可增加血尿酸的排泄，适用于痛风的防治，2个月为1个疗程。

3. 其他　绿豆土茯苓糖水：绿豆50克，红糖适量，土茯苓50克，将绿豆、土茯苓洗净，加水6碗煲至绿豆熟烂，加红糖，再煮片刻，即可食。本方可以祛湿热、解毒凉血。

【注意事项】　肝肾阴虚[①]者慎服，服时忌茶。

【储藏方式】　阴凉、干燥处储藏。

四、夏枯草

【来源】　唇形科植物夏枯草或长冠夏枯草的干燥果穗。

【形态】　呈圆柱形，略扁，长1.5～8厘米，直径0.8～1.5厘米，淡棕色至棕红色。

【辨别要点】　花穗由数轮至十几轮宿萼与苞片组成，每轮有对生苞片2片，呈扇形，先端尖尾状，脉纹明显，外表面有白毛。以花序长、棕红色、不带柄者为佳。

【产地】　主产于江苏、浙江、安徽、湖北等省，以南京市产穗长、柄短、棕红色，质量最佳。

【药理作用】　夏枯草含水溶性无机盐，又含夏枯草苷、三萜皂苷、芦

① 肝肾阴虚：肝肾阴液亏虚。

丁，具有利尿、降压、抗炎、抗肿瘤作用。

【性味与功能】

1. 性味　味苦、辛，性寒，归肝经、胆经。

2. 功能　清肝明目，散结解毒[①]。

【用法与用量】

·治疗用药·

1. 瘰疬[②]和瘿瘤[③]　夏枯草30克，何首乌9克，玄参30克，生牡蛎6克，生牡蛎加水200毫升，武火先煎30分钟，其他药加冷水200毫升，浸泡30分钟，加入先煎的生牡蛎及其药汁，武火煎煮至沸腾后改文火煎煮20分钟，倒出药汁，再加水200毫升，武火煮沸后改文火煎煮20分钟。将2次药汁混合后再分2次服用，早晚饭后1小时温服，1个月为1个疗程，结合专科就诊。

2. 肝火引起的目赤肿痛（急性结膜炎、流行性角膜炎、流行性结膜炎）　夏枯草15克，菊花15克，蒲公英30克，加冷水300毫升，浸泡30分钟，武火煎煮至沸腾后改文火煎煮20分钟，倒出药汁，再加水200毫升，武火煮沸后改文火煎煮15分钟。将2次药汁混合后再分2次服用，早晚饭后1小时温服，1周为1个疗程，结合专科就诊。

3. 眼痛而又常流泪　夏枯草、香附各30克研成粉末，早晚各服3克，3日为1个疗程，结合专科就诊。

4. 肝阳上亢型的高血压，伴有头痛、耳鸣、眼花、烦热汗出、性情急躁、失眠等症　夏枯草30克，或配决明子30克，加水200毫升，武火煎煮沸腾后改文火15分钟。每日2次，早晚饭后1小时温服，1周为1个疗程，结合专科就诊。本方兼治高血压眼病。

·日常食疗·

1. 汤类　夏枯草煲猪肉：夏枯草20克，瘦猪肉50克，文火共煲汤，每日服2次，食肉饮汤。本方可以清肝热、散郁结、降血压，久服有辅助效果。

---

① 散结解毒：消肿解毒。

② 瘰疬：以颈部缓慢出现豆粒大小圆滑肿块，累累如串珠，不红不痛，溃后脓水清稀，夹有败絮状物，易成瘘管为主要表现的结核类疾病。

③ 瘿瘤：生在皮肤、肌肉、筋骨等处的肿块。

2. 茶类

（1）夏枯草银花饮：金银花10克，夏枯草30克，用沸水1 000毫升冲泡30分钟，待温凉后可当茶水饮用。本方可以降血压，尤其治疗肝阳上亢[①]型的高血压（口干、口苦、面红目赤、头痛眩晕等症状）效果更佳，2周为1个疗程，结合专科就诊。

（2）夏枯草降脂茶：夏枯草30克，杭白菊、苦丁茶各15克，决明子12克，所有材料加水600毫升煎煮代茶饮。本方可以降脂、降血压，增强毛细血管的通透性，并能改善高血压所引起的头晕目眩等症状，2周为1个疗程，结合专科就诊。

（3）夏枯草荷叶茶：夏枯草10克，荷叶12克，研成粗末为每日量，放保温杯中，用沸水冲泡，盖闷10分钟后即可饮用。本方可以祛暑升清、清肝散结，主治：① 暑热夹湿、清阳不升之头目眩晕[②]、头痛、目痛、羞明流泪，以及雷头风[③]等，2周为1个疗程。② 风火上扰或肝阳上亢之眩晕[④]、耳鸣，如高血压，2周为1个疗程，结合专科就诊。

（4）忍冬夏枯草茶：忍冬藤、夏枯草各30克，蒲公英、玄参各15克，放入保温瓶中，冲入沸水200毫升，盖闷20分钟，不拘次数，代茶饮服。本方可以清热解毒、利咽散结，适合发热、耳垂下腮部漫肿疼痛、咀嚼困难、咽红肿痛等症者，2周为1个疗程，结合专科就诊。

（5）夏枯草5克，木蝴蝶5克，沸水冲泡代茶饮，2周为1个疗程。本方用于治疗慢性咽喉炎、舌炎患者。

【注意事项】

（1）夏枯草久服对胃有刺激，长期服用时宜酌加党参、白术，脾胃虚弱者慎服。

（2）气虚者禁用夏枯草。

【储藏方式】 阴凉、干燥处储藏。

---

① 肝阳上亢：肝火旺。

② 暑热夹湿、清阳不升之头目眩晕：夏天暑气夹杂湿气，阳气不能上升到头部致头晕。

③ 雷头风：以头痛如雷鸣响，面起核块为主要表现的疾病。

④ 风火上扰或肝阳上亢之眩晕：肝火旺所致的头晕。

五、栀　子

【来源】 双子叶植物纲茜草科植物山栀的果实。

【形态】 呈长卵形或椭圆形，长1.5～3.5厘米，直径1～1.5厘米。其表面红黄色或棕红色，具6条翅状纵棱，棱间常有1条明显的纵脉纹，并有分枝。顶端残存萼片，基部稍尖，有残留果梗。

【辨别要点】 果皮薄而脆，略有光泽，内表面色较浅，有光泽，具2～3条隆起的假隔膜，种子呈扁卵圆形，集结成团，深红色或红黄色，表面密具细小疣状突起。

【产地】 长江以南各省均有出产。

【药理作用】 栀子水提液和藏红花素、藏红花酸对胆汁分泌有明显的增加作用，可利胆退黄；栀子中去羟栀子苷具有促进胰腺分泌的功效；栀子和不同炮制品的醇提液均有解热功效。

【性味与功能】

1. 性味　味苦，性寒，归心经、肝经、肺经、胃经、三焦经。

2. 功能　泻火除烦，清热利湿，凉血解毒，消肿止痛[①]。

【用法与用量】

·治疗用药·

1. 扭挫伤

（1）山栀子30克捣碎，研成粗粉，以温水调成糊状，加入少许酒精，包敷伤处。一般3～5日更换1次，如肿胀明显可隔日更换1次，骨折者不宜使用，脱臼者应先整复后再用。

（2）黄栀子15克，明乳香15克，加黄酒50毫升，搅拌后放锅内蒸成糊膏状，待微温时敷于患部，厚度以1～1.5厘米为宜，用时先在局部涂凡士林1层，然后再敷药，上盖油纸，绷带包扎。间隔2～3日换药。

（3）黄栀子粉30克，面粉30克，鸡蛋1个，黄酒50毫升，调成糊状敷

① 泻火除烦，清热利湿，凉血解毒，消肿止痛：泻除火气，解除烦躁，清热除湿气，治疗血热，解除热毒或疮疡疔毒，消除肿胀止痛。

于局部，待药干后更换新药，一般在敷药2次后即见效果。

2. 止血　黄栀子粉100克，以20%明胶液调成膏状，烘干碾成极细粉，高压消毒备用。本方适用于一般上消化道出血患者，每次服3～6克，每日3次，亦可用作局部止血剂。

·日常食疗·

1. 汤类　栀子鸡汤：仔鸡500克，草菇200克，栀子15克，葱5克，生姜5克，草菇、栀子洗净，葱切段，生姜切片；仔鸡切块洗净，冷水下锅焯过，所有材料放入煲锅中加水大火烧开，小火煲2小时，加盐调味，再煲15分钟即可。本方可以清热利湿，适合夏季饮用。

2. 粥类　香附栀子粥：香附6克，栀子10克，粳米100克，先把香附、栀子加水煎煮，去渣取汁，用药汁与粳米一起煮粥。早晚分食，服用1周。本方可以疏肝理气、清热泻火、补中益气①、健脾和胃、除烦渴、止泻痢。

3. 茶类　黄栀子10克，沸水冲泡代茶饮。本方可以清热去火、解毒、杀菌、降压。

【注意事项】

（1）邪在表，虚火上升②者禁用。

（2）脾虚便溏者忌服。

【储藏方式】　阴凉、干燥处储藏。

六、地　黄

【来源】　玄参科植物地黄的新鲜或干燥块茎。鲜用习称“鲜地黄”，干品习称“生地黄”，炮制后称为“熟地黄”。

【形态】　为类圆形或不规则的切片，直径1.5～6厘米，表面棕黑或棕灰色，极皱缩，具不规则的横曲纹。

【辨别要点】　体重，质较软而韧，不易折断，断面棕黑色或乌黑色，有光泽，具黏性，味微甜。以肥大、质致密沉重、断面油润、紫黑色者为佳。

---

① 补中益气：用具有补气健脾和胃作用的方药，治疗脾胃气虚证的方法。

② 虚火上升：阴太少导致的火气上升。

【产地】 主产于河南省、河北省、内蒙古自治区及东北等地。

【药理作用】 其有效成分为多糖类，可调节免疫功能，还可抗炎、降温保肝、降糖、补血抗衰老。其含有梓醇苷及其衍生物，具有强心、降压和利尿的作用。

【性味与功能】

1. 性味　味甘，性寒，归心经、肝经、肾经。

2. 功能　清热凉血[①]，养阴生津[②]。

【用法与用量】

·治疗用药·

身体发热、胡言乱语等　犀角地黄汤：水牛角30克（先煎），生地黄24克，芍药12克，牡丹皮9克，水牛角加300毫升水，煎煮2小时，其他药加冷水200毫升浸泡30分钟，加入先煎的水牛角及其药汁，武火煎煮沸腾后改文火煎煮40分钟，药汁分2次服用，早晚饭后1小时温服。本方可以清热解毒、凉血散瘀，常用于治疗重症肝炎、肝昏迷、弥散性血管内凝血、尿毒症、过敏性紫癜、血小板减少性紫癜、蛛网膜下腔出血、急性白血病、败血症、流行性脑脊髓膜炎、流行性出血热等。

·日常食疗·

1. 汤类

（1）海带生地汤：海带30克，生地黄18克，绿豆100克，陈皮3克，猪瘦肉100克。将海带洗净泡发切丝，猪瘦肉、陈皮切丝，与生地黄、绿豆同置砂锅内，加水适量用小火煲2小时，加食盐少许即可食用，2周为1个疗程。本方可以清热解毒、凉血养阴、美容养颜。

（2）女贞子生地炖猪脊骨：女贞子30克，生地黄20克，猪脊骨500克，猪瘦肉250克，生姜3片。将药材一起放进瓦煲，加清水2 500毫升，武火煮沸后改文火煲2小时，下盐便可，1个月为1个疗程，结合专科就诊。本方可以养阴补肝、滋肾生发，并辅助治疗夏日烦热所致的失眠、头晕目眩、腰膝酸痛等症。

---

① 清热凉血：用具有凉血清热功效的方药治疗血热炽盛证，血分证的治法。。

② 养阴生津：治疗阴虚证的方法。

（3）生地黄乌鸡汤：乌鸡1只，生地黄250克，饴糖150克，将乌鸡除去内脏，洗净，再将生地黄切成细丝与饴糖和匀，放入鸡腹中缝固，上屉蒸熟，不加五味调料，单食其肉，1个月为1个疗程。本方可以健胃，益精髓，止盗汗[①]，用于因肾精亏虚而引起的腰背疼痛、不能久立、乏力少气、身重盗汗、食少等症者。

（4）生地百合瘦肉汤：猪瘦肉100克，百合30克，生地黄20克，大葱、生姜、精盐、味精适量，将材料一同放入砂锅内，武火煮沸后，改用文火煲45分钟，加入精盐、味精调味食用，2周为1个疗程。本方可以养心除烦、宁心安神[②]，用于秋季心脏病属心阴不足[③]、心神不安所致的心悸、胸闷、烦躁易怒、卧床不安等症者。

2. 粥类　百合生地粥：百合50克，生地黄20克，粳米50克，白糖适量，煮粥，加白糖服食，1个月为1个疗程。本方可以养阴[④]润肺、清热利咽，用于肺胃阴伤[⑤]、燥热上犯咽喉而见咽喉微痛微痒、干咳声嘶的慢性咽喉炎患者。

3. 茶类　梨子生地茶：鲜梨子1个（去皮），生地黄5克，绿茶3克。用水煎煮梨子块、梨皮、生地黄，水沸后泡茶，可加适量冰糖，2周为1个疗程。本方可以养阴生津、清热，用于外感热病口渴、咳嗽患者。

【注意事项】

（1）脾胃虚寒、大便溏软者禁用。

（2）暑热湿盛、胸闷不食者不能单用。

【储藏方式】　阴凉、干燥处储藏。

---

① 益精髓，止盗汗：补肾益精，治疗盗汗。

② 养心除烦、宁心安神：使心平气和。

③ 心阴不足：心阴指心之阴气，与心阳相对而言，心之宁静、内守、濡润的一面，并可制约过亢的阳热。心阴不足指心阴亏损，濡养不足，心动失常，心神失养，并虚热内扰的病理变化。

④ 养阴：滋养阴液。

⑤ 肺胃阴伤：肺胃津液受损。

七、牡丹皮

【来源】 毛茛科植物牡丹的干燥根皮。

【形态】 为圆形、类圆形或一侧有半径性切开的薄片，中空，直径0.5～1.2厘米，皮厚0.1～0.4厘米。外表面灰褐色或黄褐色，略粗糙，有的可见横向皮孔，外皮脱落处显棕红色，内表面淡灰黄色或浅棕色，有明显的细纵皱纹。

【辨别要点】 切面黄白色至淡粉红色，粉性，外皮薄，常可见发亮的细小结晶。

【产地】 主产于安徽、四川、甘肃、陕西、湖北、湖南、山东、贵州等省。

【药理作用】 牡丹皮所含牡丹酚及其糖苷类成分均有抗炎作用；牡丹皮的甲醇提取物有抑制血小板的作用；牡丹酚有镇静、降温、解热、镇痛、解痉等中枢抑制作用及抗动脉粥样硬化、利尿、抗溃疡等作用。

【性味与功能】

1. 性味　味苦、辛，性微寒，归心经、肝经、肾经。

2. 功能　清热凉血，活血化瘀[①]。

【用法与用量】

·治疗用药·

1. 高血压　牡丹皮75克，加水200毫升，武火煎煮沸腾后改文火15分钟。药汁分2次服用，早晚饭后1小时温服，一般服药5日左右血压即明显下降，症状有所改善。

2. 变应性鼻炎　牡丹皮10克，加水100毫升，武火煎煮沸腾后改文火15分钟。药汁分2次服用，早晚饭后1小时温服，服药后症状很快好转，但不能根治。

3. 过敏性紫癜　桑叶60克，黑芝麻60克，牡丹皮30克，大枣15枚，加水1 500毫升，武火煎煮沸腾后改文火60分钟。药汁分2次服用，服2

① 活血化瘀：用具有活血化瘀作用的方药治疗血瘀证的治法。

周,本方对部分患者有效。

4. *牡丹皮汤* 牡丹皮6克,赤芍3克,木通3克,萆薢6克,天花粉6克,瞿麦6克,泽泻6克,车前子6克,甘草3克,薏苡仁60克,薏苡仁煎汤代水,再入上药煎服,每日1剂。本方适合湿热内蕴,移于下焦,小溲混浊作痛者。

·日常食疗·

汤类 桃仁丹皮汤:桃仁12克,牡丹皮12克,黑木耳10克,赤小豆20克,上述材料洗净后一起放入煲锅中,加水大火煮沸,改小火煲1小时即可。本方可用于心脉瘀阻的冠状动脉粥样硬化性心脏病患者,孕妇及月经过多者慎服。

【注意事项】 胃气虚寒、相火衰者[①] 勿用。

【储藏方式】 阴凉、干燥处储藏。

① 胃气虚寒、相火衰者:指元气不足,身体虚弱怕冷,肝肾之火不足的人。

第三章　补益类

一、人　参

【来源】　五加科植物人参的干燥根及根茎。

【形态】　主根呈纺锤形或圆柱形，切片多为圆形薄片，外表面灰黄色。

【辨别要点】　芦（头）圆长、皮老黄、纹细密、体形美、鞭条须、珍珠节多等，完全具备这些条件的，是罕见的珍品。人参片切面淡黄白色，显粉性，内有棕黄色的形成层环纹，香气特异，味微苦、甘。

【产地】　分布于吉林、辽宁、黑龙江、河北等省。

【药理作用】　人参有兴奋与抑制中枢神经系统、改善学习记忆、抗心肌缺血、抑制血小板聚集、促进纤维蛋白溶解、增强机体抗应激能力、提高机体免疫功能、延缓衰老、调节糖代谢、促进蛋白质合成、降血脂、抗动脉粥样硬化、抗肿瘤，以及使促性腺激素释放增加等作用。其药理活性常因机体功能状态不同而呈双向调节作用，它是具有适应原样作用[①]的典型代表药。

【性味与功能】

1. 性味　味甘、微苦，性平、微温，归脾经、肺经、心经。

---

① 适应原样作用：指部分补益药能维持机体内环境的稳定性，增强机体对物理、化学和生物学等多种有害刺激的非特异性抵抗能力。

2. 功能　大补元气，复脉固脱[①]，补脾益肺[②]，生津养血[③]，安神益智[④]。

【用法与用量】

·治疗用药·

1. 重病、久病后体力恢复　人参10克，白术10克，茯苓8克，甘草3克，生姜3片，大枣1枚，加冷水300毫升，浸泡30分钟，武火煎煮至沸腾后改文火煎煮30分钟，倒出药汁，再加水200毫升，武火煮沸后改文火煎煮20分钟。将2次药汁混合后再分2次服用，早晚饭后1小时温服，1个月为1个疗程。

2. 急救　大剂量的人参（30克）煎服或炖服，用于心源性休克的急救。

·日常食疗·

1. 汤类　人参炖猪肘：人参10克，猪肘500克，料酒10克，盐5克，味精3克，胡椒粉3克，姜5克，葱10克，煲汤调味。2周为1个疗程。本方可以补元气、益气血，适合体虚羸瘦、面色萎黄、四肢厥冷、腰膝酸软等症者。

2. 粥类

（1）人参大枣补血粥：新开河人参6克，大枣15枚，米30克，煮粥调味。1个月为1个疗程。本方适合气虚月经先期，量多色淡、质稀，神疲乏力等症者。

（2）参苓粥：人参10克，白茯苓（去黑皮）10克，粳米100克，生姜10克，食盐少许，煮粥调味。空腹食用，3周为1个疗程。本方可以健脾益气、补虚，适合虚羸少气者，亦适合胃气不和、不思饮食、日渐消瘦者。

3. 茶类

（1）日常用法：人参6克，煎汤服用，或隔水蒸服（灵活易配搭），或切片泡茶，切片含服（方便），也可研粉吞服（效果好）。2个月为1个疗程。本方适合大病之后，需补益身体者，也适合久虚不复，一切气血津液不足者。

---

① 复脉固脱：恢复正常的心跳，防止能量从身体流失。

② 补脾益肺：补气，健脾，养肺。

③ 生津养血：补充水分和血液。

④ 安神益智：使心平气和，提高智力。

（2）人参5克，麦冬15克或另加五味子5克，混合后用沸水100毫升冲泡5分钟，即可作茶饮。1个月为1个疗程。本方适合全身怕冷、四肢不温，但大便干燥秘结、口苦口干等寒热夹杂者（以虚寒症状为主）。

4. 其他

（1）清蒸人参鸡：人参15克，母鸡1只，火腿10克，水发玉兰片10克，水发香菇15克，蒸熟调味。2周为1个疗程。本方可以补气安神，适合劳伤、食少、健忘、眩晕、气血津液不足等症者。

（2）人参汤圆：人参粉5克，玫瑰蜜15克，樱桃蜜、黑芝麻各30克，白糖150克，鸡油30克，面粉15克，糯米粉500克，做成汤圆食用。2周为1个疗程。本方可以补中益气、安神强心，适合脾虚泄泻、心悸自汗、倦怠乏力等症者。

【注意事项】

（1）严重过敏体质者若服人参后出现皮疹，则不可用。有化脓性炎症时更不可用。

（2）高血压属肝阳上亢者，服后易引起脑血管意外。但高血压属虚寒者可用人参，不过用量宜少，当收缩压大于180 mmHg时，无论哪一类型高血压患者均不宜服用。

（3）感冒发热时，一般不宜服用人参。因发热时心悸剧烈，服用人参会加快血液循环，使心悸更甚而使病情加重。

（4）因突然气急而得喘证，或因燥热引起咽喉干燥，一时冲动引发吐血、鼻衄等症者都忌用人参。

（5）湿热导致水肿者，服人参后水肿更甚，这是因为人参有抗利尿作用，另外，肾功能不全伴尿少者亦慎用。

（6）失眠、烦躁属实证者不宜服用，否则睡眠质量更差。

（7）凡气盛、身热、脉滑实有力，大小便不通而实热者均不宜服用。

（8）食用量一定要循序渐进，由少到多。

（9）忌饮茶。

（10）忌用五金炊具。

（11）忌与葡萄、海味、萝卜同食。

（12）忌与五灵脂、藜芦同用。

（13）癌症患者遵医嘱。

【储藏方式】

（1）低温保存法：将干透的人参用塑料袋装好，放入冰箱冷藏柜内。这样一来可以防止人参在冰箱内受潮，二来也可以避免冰箱内物品串味，或药味走失。如人参未干，应先干燥后再放入冷藏柜内。

（2）干燥保存法：在可密闭的缸、筒、盒的底部放适量的干燥剂，如生石灰、木炭、硅胶等，使保存环境干燥。再将人参用纸包好放入，加盖密闭，可防虫蛀、霉变。应保证干燥剂不会与人参直接接触。

（3）阳光暴晒法：对于已生虫的人参也不要丢弃，可以先轻轻敲打以除去虫卵、虫尿及虫体，再置阳光下暴晒或50℃烘烤，以杀死虫卵和虫体。

（4）常规保存法：对确已干透的人参，可用塑料袋密封以隔绝空气，置阴凉处保存即可。瓶盖垫用胶皮内垫可很好防潮，瓶内放入适量干燥剂。

（5）花椒防虫法：在放人参的容器内放入提前做好的花椒袋，然后盖紧盖子，来达到防虫的目的。

二、西洋参

【来源】 五加科多年生草本植物西洋参的干燥根。

【形态】 为圆形、类圆形或类长圆形的切片，直径0.5～2厘米，表面浅黄褐色或黄白色，具细密浅纵皱纹。

【辨别要点】 西洋参片为黄白色，略显粉性，可见一淡棕色环纹及放射状小裂隙，外层有黄棕色小点。其质坚，气香而特异，味微苦，回甘。以气清香、味浓者为佳。一般又以野生者为上品，栽培者次之。

【产地】 原产于美国北部到加拿大南部一带，以威斯康星州为主，法国亦产，中国为栽培品。

【药理作用】 西洋参含有人体必需的16种微量元素和17种以上氨基酸，以及多糖、多肽和多种维生素等，它具有抗癌、抗疲劳、抗缺氧、抗辐射、抗衰老等多种功能，对冠状动脉粥样硬化性心脏病、高血压、贫血、神经症、糖尿病等疾病有很好的疗效。

【性味与功能】

1. 性味　味甘、微苦，性凉，归心经、肺经、肾经。

2. 功能　补气养阴，清热生津。

【用法与用量】

· 治疗用药 ·

1. 产后气血两虚　西洋参8克，龙眼肉30克，白糖20克，放瓷碗内蒸膏服用，每次1匙。2个月为1个疗程。本方也可以作为气血虚弱、阴液不足[①]衰老症患者的进补良方。

2. 牙龈疼痛　西洋参2片咬含在病变牙齿处，疼痛可得到缓解。

3. 心脏经脉瘀阻的冠状动脉粥样硬化性心脏病　西洋参50克，三七50克，灵芝100克，共研细末，每次服5克，每日早晚各服1次，或三七3克，西洋参3克，吞粉。本方可以通脉养心。1个月为1个疗程。

4. 气阴两虚证(伴有心悸、胸痛、气短、口干等症状)　西洋参、三七各30克，丹参45克，灵芝60～90克，研为细末，密贮于瓶中，每次3克，每日2次，温开水送服。1个月为1个疗程。

· 日常食疗 ·

1. 汤类

(1) 西洋参6克，每日水煎服用，同食参片。本方适合支气管炎、肺气肿者，需长期应用方有效。

(2) 西洋参30克，五味子20克，麦冬20克，炙甘草15克，加冷水300毫升，武火煎煮至沸腾后改文火煎煮20分钟，倒出药汁，再加水150毫升，武火煮沸后改文火煎煮15分钟。将2次药汁混合后再分2次服用，早晚饭后1小时温服。本方适合剧烈活动后疲劳乏力、口干而渴、大汗出者临时服用。

(3) 西洋参、白术、云茯苓各10克，加冷水200毫升，武火煎煮至沸腾后改文火煎煮20分钟，倒出药汁，再加水150毫升，武火煮沸后改文火煎煮15分钟。将2次药汁混合后再分2次服用，早晚饭后1小时温服，宜长期坚持。本方适合食欲不振、体倦神疲者。

---

① 气血虚弱、阴液不足：身体虚弱，精血或津液亏损的病理现象。

（4）虫草花10克，西洋参3克，煲汤。本方可以消除疲劳、提神补气，同时对增强和调节人体免疫功能、提高人体抗病能力有一定的作用，长期应用有效。

2. 粥类 西洋参麦冬粥：西洋参3克，麦冬10克，大米30克，淡竹叶6克，煎水煮粥，连服2周。本方可以益气养阴、清热和胃，适合气阴不足之烦躁、口干、气短乏力等症者。

3. 茶类

（1）西洋参3克，麦冬9克，北五味子9粒，混合后用沸水100毫升冲泡5分钟即可。本方可以生津润燥，适合舌燥喉干症状者，连服2周。

（2）石斛5克，西洋参3克，混合后用沸水100毫升冲泡5分钟，代茶饮，连服2周。本方可以益胃生津、滋阴清热，适合烟酒过度者，用于调节肝胃、增强食欲、补气提神、抗疲劳。

（3）黄芪5克，西洋参3克，混合后用沸水100毫升冲泡6分钟，代茶饮。连服3周。本方适合气阴两虚及抵抗力低者，可增强人体各项功能，使人体少受病毒侵犯，预防感冒。

（4）西洋参3克，麦冬10克，混合后用沸水100毫升冲泡8分钟，代茶饮，连服2周。本方适合热病气阴两伤、烦热口渴者，或老年人气阴虚少、咽干口燥、津液不足、舌干少苔症者。

（5）枸杞10克，西洋参3克，混合后用沸水100毫升冲泡8分钟，代茶饮。本方可以补气养阴、寒热平调，可作为长期养生保健茶饮。

（6）洋参龙眼饮：西洋参片3克，龙眼肉30克，冰糖5克，上笼蒸2小时，至呈稀膏状，起锅备饮。1个月为1个疗程。本方可以益气养血、滋阴安神，用于气阴两虚、心脾不足所致的心悸、失眠、多梦、健忘脑衰、面唇淡白等症者。

【注意事项】

（1）不宜与藜芦、萝卜、茶叶同用。

（2）胃有寒湿① 者忌服。

---

① 寒湿：a. 感受寒湿之邪，气血运行受阻，以关节、筋骨疼痛为常见证；b. 寒湿内困而损伤脾阳，或脾肾阳虚而寒湿内停，以畏寒肢冷、腹痛泄泻，或浮肿为常见症。

(3) 忌用五金炊具。

(4) 出现西洋参过敏者(水疱、瘙痒、腹痛泄泻)禁用。

(5) 西洋参长期大量服用会让人产生依赖,不喝就会觉得没力气没精神,所以需要适当控制用量和服用时间,一般每日1～2片即可。

【储藏方式】 阴凉、干燥处储藏,密闭,防蛀。

三、山 药

【来源】 薯蓣科植物薯蓣除去外皮及须根的干燥根茎。

【形态】 为类圆形或不规则形的切片,直径1.5～6厘米,表面黄白色至淡黄色,可见纵皱纹及须根痕,偶见浅棕色外皮残留。

【辨别要点】 切面白色,粉性,有光滑细腻感,体重,质地很脆易碎,味微酸,嚼之发黏。以色洁白、捏之光滑感、粉性足、色白者为佳。

【产地】 主产河南省北部,山东省、河北省、山西省及中南、西南等地区。

【药理作用】 山药含有多种微量元素、薯蓣皂苷、薯蓣皂苷元、可溶性膳食纤维、黏蛋白、多种酶类、丰富的水溶性维生素和矿物质等,能调节或增强免疫功能,调整胃肠功能,降血糖、降脂,排毒养颜、润燥健脾、益智安神、延年益寿。山药还能减少皮下脂肪沉积,避免肥胖。

【性味与功能】

1. 性味 味甘,性平,归脾经、肺经、肾经。

2. 功能 补脾养胃,生津益肺,补肾涩精①。

【用法与用量】

·治疗用药·

1. 消渴② 玉液汤:山药30克,黄芪15克,知母18克,鸡内金6克,葛根5克,五味子10克,天花粉10克,开水煎服,取200毫升,每日2剂,饭后服用。本方可以益气滋阴、固肾健脾。

---

① 补肾涩精:补肾治疗遗精。
② 消渴:以多饮、多食、多尿为主要表现的疾病。

2. 黄带[①] 易黄汤：炒山药30克，炒芡实30克，炒黄柏6克，炒车前子3克，白果10枚（捣碎），开水煎服，取200毫升，每日2剂，饭后服用。本方可以补冲任之虚、清下焦之火。

3. 急性乳腺炎 生山药30克加白糖10克，共捣烂成泥，敷患处，每日换2次，使用1周。本方可促进炎症消散。

·日常食疗·

1. 汤类

（1）山药乳鸽汤：山药5克，玉竹10克，麦冬10克，枸杞子5克，乳鸽1只，煲汤调味，可服2周。本方适合大病初愈者。

（2）洋参怀山药乌鸡汤：西洋参15克，怀山药30克，红枣20克，乌鸡250克，生姜3片，煲汤调味，可服1周。因为本方偏于滋补，故多适合肿瘤患者体质差或放、化疗后正气亏虚者。外感未清或湿热明显者慎用。

（3）山药羊肉汤：羊肉500克，山药150克，姜、葱、胡椒、料酒、盐各适量，煲汤调味，可服2周。本方可用于冬日滋补。

（4）山药韭杞汤：山药30克，枸杞子20克，韭菜子15克，羊肉100克；煲汤调味，可服3周。本方可以补肾壮阳、增强性功能。

（5）山药炖鸡汤：山药30克，肉桂5克，花椒3克，公鸡1只，煲汤调味，可服1周。本方可以补肾壮阳。

（6）山药黄豆汤：山药、黄豆、鸡血藤各30克，五味子3克，煲汤调味，可服3周。本方适合慢性腰痛者。

（7）山药当归羊肉汤：山药30克，羊肉50克，生姜6克，当归10克，煲汤调味，每日1次，直至乳汁充足，可服4周。本方适合产后乳汁不足者。

2. 粥类

（1）山药红枣粥：山药60克，大枣30克，粳米适量，煮粥调味，可长期服。本方适合脾胃虚弱、饮食减少、消化不良及营血亏虚者。

（2）山药粥：山药50克，大米150克，煮粥调味，可长期服用。本方可以健脾，对糖尿病有辅助疗效。

（3）扁豆山药粥：扁豆60克（炒），怀山药60克，粳米45克，共煮粥食

---

① 黄带：妇女阴道中排出的黄色黏液，黏稠而淋漓不断，或有腥臭味，甚至如脓样。

用，可长期服用。本方可以益气健脾、补中。

（4）山药莲子粥：山药30克（或鲜山药100克），莲子15克，芡实15克，薏苡仁15克，大米100克，煮粥调味，可长期服用。本方可以益气健脾、补中止泻，适合食少久泻、食谷不化、小儿疳积[1]者。

（5）山药羊肉粥：鲜山药100克，羊肉50克，大枣10枚，大米100克。煮粥调味，可服2周。本方可以温补脾肾、益胃固肠[2]。

3. 其他

（1）冰糖山药：山药750克，冰糖250克，清水2 500毫升，山药切块，加入冰糖，煮烂。本方可以健脾、除湿、益肺固肾、益精补气。

（2）山药汤圆：山药60克，白糖60克，糯米500克，做成汤圆食用。本方可以补脾益肾。

（3）山药米饭：糯米300克，山药500克，红枣90克，煮饭食用。本方可以健脾生津、固肾益精、益气滋阴。

（4）山药糕：鲜山药100克，洗净后蒸30分钟，去皮蘸白糖适量食用。本方可以补益脾胃、滋养肺肾。

（5）山药茯苓糕：山药粉100克，莲子粉50克，薏苡仁粉50克，茯苓粉30克，白术粉20克，蒸熟后切块食用。本方可以健脾益胃、补中益气。

（6）山药50克，干姜30克，一同研成碎末，每次10克，每日3次，温开水冲服。本方可治疗寒湿型腹泻[3]者。

【注意事项】

（1）糖尿病患者不可多食：虽然山药含有的黏蛋白有降低血糖的作用，但山药属根茎类食物，淀粉含量较高，如果过多食用不仅不会降低血糖，反而会导致血糖升高。因此，糖尿病者不可一次吃过量的山药，如果某些患者偏爱食山药，那么应适量减少主食。

（2）忌同服碳酸氢钠（俗称“小苏打”）等碱性药物：在吃山药时，不要同时服用碳酸氢钠等碱性药物，以免山药中的淀粉酶失效。

---

① 疳积：小儿出现饮食积滞的疳证。疳证指以小儿形体虚弱羸瘦为特征的慢性营养不良疾病。

② 益胃固肠：补益脾胃，治疗腹泻。

③ 寒湿型腹泻：感受寒邪和湿邪所致的泄泻。

(3) 前列腺癌患者、乳腺癌患者不宜食用：山药中含有的薯蓣皂苷成分在人体内可以合成激素，如睾丸激素和雌性激素。

(4) 便秘者少食：山药中含有丰富的淀粉，胸腹胀满、大便干燥、便秘者最好少食，待这些症状缓解后方可食用。

(5) 山药不能与油菜、香蕉、柿子、猪肝、甘遂等同服。

(6) 湿盛中满，或有积滞、有实邪者不宜食用，因为山药能养阴助湿。

【储藏方式】 阴凉、干燥处冷储，防蛀。

四、白　术

【来源】 菊科植物白术的根茎。

【形态】 为不规则形或类圆形的切片，直径1～7厘米，表面灰黄色或灰棕色，可见纵向或不规则皱纹及须根痕。

【辨别要点】 白术切片断面不平坦，生品淡黄白色至淡棕色，具众多小油点，有的可见环纹。其烘干者断面角质样，色较深，可见放射状纹理或裂隙。嚼之略带黏性。蜜麸炒白术切面棕黄色至黄棕色，略具焦香气。

【产地】 主产于浙江、湖北、湖南、江西等省。

【药理作用】 白术有抗溃疡、调整胃肠运动的作用和保肝、增强机体免疫功能、抗应激、增强造血功能、利尿、抑制子宫收缩、抗氧化、延缓衰老、降血糖、抗凝血、抗肿瘤等药理作用。

【性味与功能】

1. 性味　味苦、甘，性温，归脾经、胃经。

2. 功能　健脾益气，燥湿利水[①]，止汗，安胎。

【用法与用量】

·治疗用药·

1. 思虑过度、劳伤心脾、健忘、惊悸盗汗、发热体倦、食少不眠，或妇

---

① 燥湿利水：燥湿指用苦燥的药物组方以祛除湿邪。利水指渗利水湿，通利小便。

人脾虚气弱、崩中漏下[①]　归脾汤：白术、茯神、黄芪、龙眼肉、酸枣仁各30克，人参、木香各15克，炙甘草7.5克，当归、远志各3克，生姜10克，大枣7枚，加冷水600毫升，浸泡30分钟，武火煎煮至沸腾后改文火煎煮30分钟，倒出药汁，再加水500毫升，武火煮沸后改文火煎煮20分钟。将2次药汁混合后再分2次服用，不拘时候温服，连服1个月。

2. 杀螨，除痘、雀斑和黑斑　白术粉15克蘸酒（或醋），均匀涂抹脸上。本方可以美白、清热燥湿。

3. 美白、健脾利湿　三白汤：白芍、白术、白茯苓各5克，甘草2.5克，加水200毫升，武火煎煮沸腾后改文火20分钟，药汁分2次服用，早晚饭后1小时温服，连服1个月。

4. 抗癌

（1）胃癌：红参5克（单煎），白术30克，茯苓20克，蒲公英35克，槟榔15克，金银花25克，加冷水500毫升，浸泡30分钟，武火煎煮至沸腾后改文火煎煮30分钟，倒出药汁，再加水400毫升，武火煮沸后改文火煎煮20分钟，将2次药汁混合后再分2次服用；红参单独加水100毫升煎煮30分钟，于服用前兑入其他药汁，早晚饭后1小时温服，连服3个月。

（2）食管癌：白术、红参（单煎）、黄芪各9克，炙甘草、干姜各3克，诃子肉6克，丁香2.4克，加冷水500毫升，浸泡30分钟，武火煎煮至沸腾后改文火煎煮30分钟，倒出药汁，再加水400毫升，武火煮沸后改文火煎煮20分钟，将2次药汁混合后再分2次服用；红参单独加水100毫升，煎煮30分钟，于服用前兑入其他药汁，早晚饭后1小时温服，连服3个月。

（3）肝癌：白术20克，当归、山慈菇、半边莲、太子参各30克，昆布、海藻各12克，白花蛇舌草25克，三棱10克，加冷水800毫升，浸泡30分钟，武火煎煮至沸腾后改文火煎煮45分钟，倒出药汁，再加水600毫升，武火煮沸后改文火煎煮30分钟。将2次药汁混合后再分2次服用，早晚饭后1小时温服，连服6个月。

（4）肺癌：白术、云苓、制天南星、生晒参（单煎）、仙茅、补骨脂、露蜂

---

① 崩中漏下：即崩漏，指妇女不在行经期间，阴道内突然大量下血，或淋漓下血不断为主要表现的月经病。

房、僵蚕各10克，生黄芪、太子参、山海螺各30克，五味子9克，炮姜6克，冬虫夏草3克（研粉冲服），加冷水800毫升，浸泡30分钟，武火煎煮至沸腾后改文火煎煮45分钟，倒出药汁，再加水600毫升，武火煮沸后改文火煎煮30分钟，将2次药汁混合后再分2次服用；生晒参单独加水100毫升，煎煮30分钟，于服用前兑入其他药汁；冬虫夏草研粉后在服用前冲入药汁内，早晚饭后1小时温服，连服6个月。

（5）胰腺癌：焦白术、茯苓、草豆蔻、陈皮、香附、太子参、郁金、延胡索、五灵脂、半夏、海螵蛸各9克，薏苡仁、生黄芪各30克，当归、瓜蒌各15克，炒柴胡、广木香各4.5克，加冷水800毫升，浸泡30分钟，武火煎煮至沸腾后改文火煎煮45分钟，倒出药汁，再加水600毫升，武火煮沸后改文火煎煮30分钟。将2次药汁混合后再分2次服用，早晚饭后1小时温服，连服6个月。

（6）恶性淋巴瘤：炒白术、制何首乌各15克，僵蚕、姜半夏、制天南星各12克，浙贝母、橘叶各9克，夏枯草24克，加冷水800毫升浸泡30分钟，武火煎煮至沸腾后改文火煎煮45分钟，倒出药汁，再加水600毫升，武火煮沸后改文火煎煮30分钟。将2次药汁混合后再分2次服用，早晚饭后1小时温服，连服6个月。

·日常食疗·

粥类　白术猪肚粥：猪肚300克，粳米60克，白术60克，盐3克，小葱10克，煮粥调味，连服1个月。本方可以健脾养胃，适合中老年骨质疏松症及纳食不佳、便秘患者食用。

【注意事项】

（1）阴虚燥渴、气滞胀闷者忌服。

（2）凡郁结气滞、胀闷积聚、吼喘壅塞、胃痛有火、痈疽多脓、黑瘦人气实作胀者，皆应忌用。

【储藏方式】　阴凉、干燥处储藏，防蛀。

五、松花粉

【来源】　松科植物马尾松、油松或同属数种植物的干燥花粉。

【形态】 为淡黄色的细粉，体轻，易飞扬。

【辨别要点】 手捻有滑润感。

【产地】 全国大部分地区均产。

【药理作用】 松花粉含有多种氨基酸、维生素和微量元素及大量的活性蛋白酶、黄酮类化合物和其他活性物质。它富含的蛋白质多以游离氨基酸的形式存在，含量是牛奶、鸡蛋的5～7倍，其中维生素C的含量高于新鲜水果和蔬菜，被称为“天然维生素之王”。松花粉具有护肤美容、抗疲劳等作用，对湿疹、黄水疮、皮肤糜烂、脓水淋漓、外伤出血、尿布性皮炎等有很好的治疗作用，尤其用于婴幼儿童护肤爽身，防治小儿皮肤湿疹，疗效很好；对经期不准、痛经、崩漏和更年期障碍有缓解作用。

【性味与功能】

1. 性味　性温，味甘，归肝经、脾经。

2. 功能　燥湿，收敛止血。

【用法与用量】

·治疗用药·

1. 心血管疾病、脑血管疾病　黑木耳10克，瘦肉50克，生姜10克，大枣5枚，煲汤调味，每日或隔日服用时，放入松花粉5克，可长期服用。

2. 糖尿病　松花粉30克，但同时需控制饮食，加强锻炼。

3. 癌症　松花粉30克，需遵医嘱。术前服用可以增加自身抵抗力和抗肿瘤的能力。术后用可以大大减少手术后放疗、化疗的副作用，尤其是中性粒细胞减少，如恶心、食欲不振、脱发等症。

4. 婴儿尿布疹　松花粉15克，外用。

5. 其他　取松花粉3克，除去杂质，略烘，过筛，与100毫升牛奶混匀后温服。青少年长期服用可补钙、增加耐力、抗疲劳，有助于生长发育和智力的发展，但牛奶过敏者不宜服用。

·日常食疗·

1. 茶类

(1) 松花粉5克，葛花5克，温水冲泡代茶饮。本方适合饮酒者，解酒效果较好。

(2) 松花粉2克，蜂蜜（或牛奶、温水）适量，每日2次，饭前30分钟服用,可长期服用。

2. 其他　牛奶(蜂蜜)50克,蛋清两只,松花粉20克,搅拌均匀做面膜,在脸上敷20～30分钟,洗去即可。本方可以润肤除皱、美白养颜。

【注意事项】

(1)花粉过敏者忌用。

(2)孕妇慎用。

(3)服用时不宜和大量食物同服,易影响吸收。

【储藏方式】　阴凉、干燥处储藏,密闭,防潮。

六、白　芍

【来源】　毛茛科多年生草本植物芍药的根。

【形态】　呈类圆形的切片,直径0.5～2.5厘米,表皮淡棕红色或类白色,偶有棕褐色外皮残留,有的光滑,有的可见纵皱纹或细根痕。

【辨别要点】　切面类似白色或微带棕红色,形成层环明显,可见稍隆起的筋脉纹呈放射状排列,质地致密坚实。

【产地】　浙江、安徽、四川等省。

【药理作用】　白芍的主要成分芍药苷有较好的解痉作用,对胃肠道平滑肌尤有效,并有一定的镇痛作用,可用于治疗胃肠道痉挛性疼痛及肌肉关节疼痛。

【性味与功能】

1. 性味　味苦、酸,性微寒,归肝经、脾经①。

2. 功能　养血调经,敛阴止汗,柔肝止痛,平抑肝阳。

【用法与用量】

· 治疗用药 ·

1. 祛斑　白芍、白术、白茯苓各5克,甘草2.5克,加冷水200毫升,浸泡30分钟,武火煎煮至沸腾后改文火煎煮15分钟,倒出药汁,再加水

① 味苦、酸,性微寒,归肝经、脾经:白芍的味道苦中带酸,药性偏寒,作用于肝脏和脾胃的经脉。

200毫升，武火煮沸后改文火煎煮15分钟。将2次药汁混合后再分2次服用，早晚饭后1小时温服，先用2个月，无效再用1个月，仍无效则就诊，有反复腹泻者不宜使用。本方可以补气益血、美白润肤，治疗气血虚寒（症见头晕、乏力、怕冷、面色萎黄）导致的皮肤粗糙、面色萎黄[①]、黄褐斑、色素沉着等，这是基于中医学理论的治疗方法，有一定的效果。

2. 老年人反复小腿肌肉抽筋（非行走劳累引起）　① 由骨质疏松引起的轻度骨质疏松（根据骨密度检测得出）：杭白芍30克，炙甘草10克，加水200毫升，武火煎煮沸腾后改文火15分钟，药汁分2次服用，早晚饭后1小时温服，1周为1个疗程。② 中度骨质疏松（根据骨密度检测得出）：杭白芍60克，炙甘草15克，加水200毫升，武火煎煮沸腾后改文火15分钟，药汁分2次服用，早晚饭后1小时温服，2周为1个疗程，无效加木瓜30克，再服用1周，并多晒太阳，多食虾皮，酌补钙剂，少数仍无效则由临床医师治疗。

3. 消化性溃疡[②]　白芍200克，甘草150克，白胡椒20克，共研细末，每次5克，每日2次，早晚饭前30分钟口服，可连服2个月，并查胃镜。

4. 骨质增生症[③]　白芍40克，木瓜12克，鸡血藤15克，威灵仙15克，甘草12克，加冷水300毫升，浸泡30分钟，武火煎煮至沸腾后改文火煎煮30分钟，倒出药汁，再加水200毫升，武火煮沸后改文火煎煮20分钟。将2次药汁混合后再分2次服用，早晚饭后1小时温服，2个月为1个疗程。

5. 月经不调　白芍15克，当归12克，熟地黄15克，川芎5克，香附10克，益母草15克，加冷水500毫升，浸泡30分钟，武火煎煮至沸腾后改文火煎煮30分钟，倒出药汁，再加水400毫升，武火煮沸后改文火煎煮20分钟。将2次药汁混合后再分2次服用，早晚饭后1小时温服，3个月为1个疗程。

6. 自汗（营卫不和，表虚卫阳不固[④]）　白芍15克，桂枝10克，白术15

---

① 面色萎黄：面色黄而没有光泽的表现。

② 消化性溃疡：胃肠道黏膜被胃酸和胃蛋白酶等自身消化而发生的溃疡。以上腹痛，并有一定的规律性为特点。

③ 骨质增生症：骨刺。

④ 营卫不和，表虚卫阳不固：身体虚弱，容易出汗。

克，防风6克，黄芪30克，炙甘草5克，生姜5克，大枣5枚，加冷水500毫升，浸泡30分钟，武火煎煮至沸腾后改文火煎煮30分钟，倒出药汁，再加水400毫升，武火煮沸后改文火煎煮20分钟。将2次药汁混合后再分2次服用，早晚饭后1小时温服，2周为1个疗程，无效要做进一步检查。

7. *阴虚盗汗* 白芍15克，煅牡蛎25克，五味子10克，柏子仁15克，山茱萸12克，加冷水300毫升，浸泡30分钟，武火煎煮至沸腾后改文火煎煮30分钟，倒出药汁，再加水200毫升，武火煮沸后改文火煎煮20分钟。将2次药汁混合后再分2次服用，早晚饭后1小时温服，1个月为1个疗程，无效要做进一步检查。

8. *虚烦不眠* 白芍15克，黄连5克，黄芩10克，阿胶珠10克，鸡蛋黄2枚（分冲），生地黄15克，加冷水500毫升，浸泡30分钟，武火煎煮至沸腾后改文火煎煮30分钟，倒出药汁，再加水400毫升，武火煮沸后改文火煎煮20分钟。将2次药汁混合后再分2次服用，早晚饭后1小时温服，服药前冲入鸡蛋黄，3周为1个疗程，少数仍无效者则应就诊。

·日常食疗·

汤类 白芍灵芝炖猪瘦肉：白芍10克，灵芝20克，猪瘦肉300克，生姜3片，以上材料分别洗净，白芍、灵芝冷水浸泡20分钟，猪瘦肉切方块状，所有材料一起下炖盅，加冷开水500毫升，加盖隔水炖3小时便可，饮用时再放盐调味。本方可以平抑肝阳、益心安神，为春天调理养生之用。

【注意事项】

（1）虚寒性腹痛泄泻者及小儿出麻疹期间不宜食用。

（2）服用藜芦者不宜食用白芍。

【储藏方式】 阴凉、干燥处储藏。

七、枸杞子

【来源】 茄科植物宁夏枸杞的干燥成熟果实。

【形态】 呈类纺锤形或椭圆形，长6～20毫米，直径3～10毫米，表面红色或暗红色，顶端有小突起状的花柱痕。

【辨别要点】 基部有白色的果梗痕，果皮柔韧、皱缩，果肉肉质、柔润。种子20～50粒，类肾形，扁而翘，长1.5～1.9毫米，宽1.0～1.7毫米，表面浅黄色或棕黄色，味甜。

【产地】 产于宁夏回族自治区中宁县者最优。

【药理作用】 枸杞子含有甜菜碱、多糖及多种微量元素，可增强免疫力，对造血功能有促进作用。枸杞子有类似人参的适应原样作用，且能抗动脉硬化、降低血糖、促进肝细胞新生，服之有增强体质、延缓衰老之功效。

【性味与功能】

1. 性味　味甘，性平，归肝经、肾经。

2. 功能　滋补肝肾，益精明目。

【用法与用量】

· 治疗用药 ·

1. 萎缩性胃炎　枸杞子每日20克，分2次空腹时嚼服，2个月为1个疗程。本方对萎缩性胃炎的恢复有帮助，必要时检查胃镜。

2. 夜间口干燥症　每次5个枸杞子嚼服，2个月为1个疗程，也可长期服用。本方可治疗因唾液等口腔分泌物减少引起的口干等症。

3. 糖尿病（气阴两虚①）　枸杞子15克，黄精15克，山药15克，黄芪30克，地骨皮12克，天花粉15克，生地黄15克，五味子10克，玄参15克，苍术10克，加冷水600毫升，浸泡30分钟，武火煎煮至沸腾后改文火煎煮30分钟，倒出药汁，再加水500毫升，武火煮沸后改文火煎煮20分钟。将2次药汁混合后再分2次服用，早晚饭后1小时温服，1个月为1个疗程。

4. 肾虚尿频②　枸杞子15克，五味子10克，山茱萸12克，菟丝子15克，覆盆子10克，芡实10克，车前子10克，金樱子10克，沙苑子10克。水煎服，加冷水600毫升，浸泡30分钟，武火煎煮至沸腾后改文火煎煮30分钟，倒出药汁，再加水500毫升，武火煮沸后改文火煎煮20分钟。将2次药汁混合后再分2次服用，早晚饭后1小时温服，3个月为1个疗程。

5. 肝肾不足③，两目昏花　枸杞子15克，菊花10克，山药15克，山茱

---

① 气阴两虚：气虚和阴虚并见，症见乏力、口干。

② 肾虚尿频：肾阳气虚衰，小便多。

③ 肝肾不足：肝肾功能不足，主要指肝肾阴虚，即精血虚少。

萸12克，菟丝子15克，女贞子15克，沙苑子15克，决明子10克，防风6克，密蒙花10克，加冷水600毫升，浸泡30分钟，武火煎煮至沸腾后改文火煎煮30分钟，倒出药汁，再加水500毫升，武火煮沸后改文火煎煮20分钟。将2次药汁混合后再分2次服用，早晚饭后1小时温服，3个月为1个疗程。

· 日常食疗 ·

1. 茶类

（1）枸杞五味茶：枸杞子、五味子等份，捣碎，每次9～15克，沸水浸泡，代茶饮，1个月为1个疗程。本方可用于气阴不足，不能适应夏季的炎热气候，常于夏季发病，症见眩晕体倦、两脚酸软、心烦自汗[①]、饮食减少、脉浮乏力者。

（2）杞菊茶：枸杞子10克，菊花3朵，代茶饮，1个月为1个疗程。本方可缓解肝区隐痛、眼干目涩[②]，适合长期使用电脑者。

2. 其他　杞圆膏：枸杞子、龙眼肉各500克，加水2 000毫升，武火煎煮至沸腾后改文火煎煮约3小时，至枸杞子、龙眼肉无味，去渣继续煎熬成膏，每次1～2匙，沸水冲服，2个月为1个疗程。本方适合肝肾不足、血不养心、腰膝酸软[③]、头昏耳鸣、心悸健忘等症者。

【注意事项】 外邪实热、脾虚有湿及泄泻者忌服，高血压和糖尿病患者慎服。

【储藏方式】 用无毒的塑料袋装好，排出空气，封口存放，随用随取。此种方法既可防止虫蛀，又可以使其色泽鲜艳如鲜品。也可将枸杞子置于冰箱中保存。

八、石　斛

【来源】 兰科植物金钗石斛、铁皮石斛或马鞭石斛及其近似种的干燥茎。

---

① 心烦自汗：心情烦躁，容易出汗。
② 眼干目涩：眼睛干涩。
③ 肝肾不足、血不养心、腰膝酸软：肝肾功能不足，心肌缺血，腰腿没有力气。

【形态】 呈圆柱形段状，直径2～8毫米，表面黄白色或略带灰绿色，有光泽，具纵深沟纹和细密纹理，有的可见深棕色的节。

【辨别要点】 石斛切面黄白色至黄褐色，有多数散在的筋脉点，质地坚韧，嚼之略有黏性。

【产地】 主产于四川省、贵州省、云南省、广东省、广西壮族自治区等地。

【药理作用】 石斛富含石斛多糖、氨基酸及钙、铁、锌、硒等多种微量元素，能够补充人体所需的营养物质，调节人体新陈代谢，延年益寿。

【性味与功能】

1. 性味　味甘，性微寒，归胃经、肾经。

2. 功能　益胃生津，滋阴清热[①]。

【用法与用量】

·治疗用药·

1. 烦渴、口干　健脾开胃汤：石斛15克，南沙参、玉竹、熟石膏、山药、天花粉、茯苓各9克，麦冬6克，半夏4.5克，广陈皮3克，冰糖30克，加水500毫升，武火煎煮沸腾后改文火30分钟，药汁分3次服用，早中晚饭前喝完，服用2周。

2. 生津开胃、固本生元，增强抵抗力、预防感冒　石斛杞菊木瓜汤：石斛15克，枸杞子16克，女贞子15克，菊花10克，木瓜半个，加水800毫升，武火煎煮沸腾后改文火20分钟，代茶饮，服用1个月。

3. 秋季肺燥阴伤所致阴虚燥咳、咽干口燥、干咳痰稠等　石斛百合汤：铁皮石斛15克，百合20克，沙参15克，炙款冬花10克，加水400毫升，武火煎煮沸腾后改文火20分钟，药汁分2次服用，早晚饭后1小时温服，服用1个月。

4. 两目干涩、视物昏花、头晕耳鸣　石斛菊花汤：石斛、菊花各10克，沙苑子、女贞子、山茱萸各15克，枸杞子30克，加水500毫升，武火煎煮沸腾后改文火20分钟，药汁分2次服用，早晚饭后1小时温服，服用1个

---

① 益胃生津，滋阴清热：增强胃产生津液的能力；滋养阴液，去火补水。

月。本方可以益肝明目。效果佳。

5. 中老年人血压偏高、动脉硬化、视物不清　石斛决明汤：石斛15克，决明子10克，石决明30克，桑寄生15克，加水400毫升，武火煎煮沸腾后改文火20分钟。药汁分2次服用，早晚饭后1小时温服，服用2周。

6. 热病后期津伤口渴、咽干心烦　石斛玉竹汤：石斛15克，玉竹15克，麦冬10克，沙参10克，生地黄10克，加水400毫升，武火煎煮沸腾后改文火20分钟。药汁分2次服用，早晚饭后1小时温服，服用2周。本方可以清热生津、滋阴除烦。

7. 肝肾不足、阴血虚弱、步履无力、腰膝酸痛　石斛牛膝汤：石斛15克，牛膝15克，木瓜15克，枸杞子30克，菟丝子10克，加水300毫升，武火煎煮沸腾后改文火20分钟。药汁分2次服用，早晚饭后1小时温服，服用1个月。本方可以补肝肾、舒筋脉。

8. 肺胃阴伤之虚劳咳嗽、咽干口燥、干咳痰稠　石斛百合汤：石斛15克，百合20克，沙参15克，款冬花15克，加水300毫升，武火煎煮沸腾后改文火20分钟。药汁分2次服用，早晚饭后1小时温服，服用2周。本方可以清热养阴、润肺止咳。

9. 津液不足、口燥烦渴、肠燥便秘　石斛润燥汤：石斛10克，生地黄15克，玄参15克，麦冬10克，加水500毫升，武火煎煮沸腾后改文火20分钟。药汁分3次服用，早中晚饭后1小时温服，服用2周。

10. 热病后期，余热未清、虚烦惊悸、失眠多梦　石斛远志汤：石斛15克，远志10克，知母10克，百合20克，茯苓20克，加水400毫升，武火煎煮沸腾后改文火20分钟。药汁分2次服用，早晚饭后1小时温服，服用1个月。

11. 胃热津亏的呕吐　石斛竹茹汤：石斛10克，竹茹15克，明党参10克，加水400毫升，武火煎煮沸腾后改文火20分钟。药汁分2次服用，早晚饭后1小时温服，服用2周。

12. 阴虚盗汗、汗出不止、体倦乏力、夜眠不安　石斛茱萸汤：石斛、山茱萸、五味子各10克，加水300毫升，武火煎煮沸腾后改文火20分钟。药汁分2次服用，早晚饭后1小时温服，服用2周。

· 日常食疗 ·

1. 汤类

（1）石斛洋参乌鸡汤：乌鸡1只，铁皮枫斗（石斛的加工品）15克，西洋参30克，山楂15克，调味料少许，服用1周。本方可补中益气、生津、恢复体力、抗疲劳。

（2）石斛甲鱼汤：甲鱼1只，铁皮枫斗15克，黑豆60克，红枣3颗，姜8克，盐、鸡精少许调味，服用1周。本方适合高脂血症、冠状动脉粥样硬化性心脏病及肝炎患者。

（3）石斛鳝鱼汤：黄鳝500克，当归12克，党参12克，铁皮枫斗15克，料酒10毫升，生姜12克，煲汤调味，服用2周。本方可治疗气血两亏证患者。

（4）石斛猪蹄汤：铁皮枫斗15克，黄花菜30克，猪蹄1只，煲汤调味，服用2周。女性服用可减少色斑、平缓皱纹。

（5）石斛小麦鹌鹑汤：鹌鹑1只，母鸡肉250克，铁皮枫斗、浮小麦、怀山药各25克，枸杞子、龙眼肉各15克，姜8克，盐少许，煲汤调味，服用2周。本方可以滋阴补虚，养气纳血[①]，主治肾阴虚所致的心烦口燥、盗汗[②]等症者。

（6）石斛牛肚汤：铁皮石斛、玉竹各10克，牛肚500克，红枣5枚，煮汤调味，服用2周。本方可以养阴清热、益胃止痛，适合胃热阴虚、胃脘疼痛、胃内灼热、口苦咽干等症者。

（7）铁皮石斛纯粉1克，熟木瓜500克，新鲜牛奶1杯（250毫升），莲子肉50克，红枣4颗，冰糖适量，隔水炖熟即可。本方可以润肤养颜，使肌肤润泽、皮肤嫩滑、面色红润、容光焕发，防止过早衰老，对皮肤干燥、面色萎黄、气血不足者有明显疗效，可长期服用，大便稀则停用。

2. 羹类　石斛银耳羹：铁皮石斛、银耳各15克，冰糖150克，鸡蛋1个煮羹。高血压、血管硬化、肺虚久咳、久病体弱、神经衰弱、失眠等症患者坚持经常服用，将会有明显疗效。脾胃虚寒者少食。

---

① 滋阴补虚，养气纳血：滋养阴液，滋补虚弱的身体，补养气血。

② 盗汗：是指以入睡后汗出异常，醒后汗泄即止为特征的一种病症。

3. 粥类　干石斛3克磨粉或鲜品5克，粳米50克，冰糖适量，煮粥调味。本方可以滋阴清热、养胃生津，适合热病伤津、心烦口渴，或病后津亏、虚热不退，或胃虚隐痛兼干呕、舌光苔少患者。

4. 茶类　铁皮枫斗若干(5个)，冲入沸水100毫升，盖闷20分钟，随后饮用，最后连渣嚼服。本方可以开胃健脾、降火理气[①]，对咽喉炎症疗效显著。熬汤后的铁皮枫斗不要扔弃，直接嚼食后吐渣。

5. 酒类

(1) 鲜品石斛100克洗净去衣切碎放于40度以上的酒250毫升中，这样其营养成分更容易溶解出来，3个月后饮用，每日15毫升，晚饭后1次，服用2个月。本方可以舒筋通络，保持血管通畅。

(2) 干品铁皮枫斗250克，生地黄60克，怀牛膝30克，杜仲20克，丹参20克，葡萄酒1 000克，浸泡2个月后饮用，每日15毫升，晚饭后1次，服用3个月。本方用于治疗腰腿疼痛、体倦无力、风湿痹等症，可补肾、强筋骨。

6. 其他

(1) 120克鲜铁皮石斛剪成小段，加入纯净水，放进家庭使用的豆浆机里榨汁(60克鲜铁皮石斛加入500毫升水榨汁为最宜)，再加入蜂蜜调味，每日中晚饭后1次，服1个月。本方可以益胃生津、滋阴清热。

(2) 洗净的新鲜石斛3小段，入口细嚼，余渣吞咽，可以强阴益精、开胃健脾。

【注意事项】

(1) 铁皮石斛在与其他中药材一起煎熬食用时，应提前煎煮30分钟或以上，再与其他中药材一起煎煮，以便发挥其药效。

(2) 身体虚弱、元气不足或腹胀实热症者，不宜食用。

(3) 感冒时不宜使用，会造成邪气排解不出。

(4) 铁皮石斛能助湿邪[②]，故湿温尚未化燥[③]者不宜食用。

---

① 理气：舒畅气机，调理脏腑。
② 湿邪：具有易阻气机、重浊、黏滞、趋下等特性的邪气。
③ 湿温尚未化燥：具有湿温病邪，还未化燥伤阴。

（5）孕妇在使用之前，应咨询医生的意见。

（6）食用铁皮石斛之后又食用萝卜，会使肠道排空加速，不能有效地吸收铁皮石斛的成分，影响疗效。

（7）食用铁皮石斛后再食用绿豆制品，铁皮石斛的有效成分易被分解，吸收受到抑制。

（8）脾胃虚寒者忌服未煮热的鲜石斛汁。

（9）石斛宜饭后0.5～1小时服用。

【储藏方式】 阴凉、干燥处储藏。

九、玉　竹

【来源】 百合科植物玉竹除去须根，经煮或蒸后的干燥根茎。

【形态】 为类圆形或不规则的切片，直径0.3～1.6厘米。

【辨别要点】 玉竹表面黄白色或淡黄棕色，具纵皱纹及微隆起的环节，切面角质样，半透明，可见散在的筋脉小点，质地硬而脆，嚼之发黏。

【产地】 河北、江苏等省。

【药理作用】 玉竹含有的铃兰苷有强心作用，小剂量可以使心脏搏动增速和加强，大剂量则作用相反。玉竹含有的糖胺聚糖可以降血糖、抗肿瘤、抗衰老及增强免疫力。

【性味与功能】

1. 性味　味甘，性微寒，归肺经、胃经。

2. 功能　养阴润燥，生津止渴。

【用法与用量】

·治疗用药·

秋燥伤胃阴（有饥饿感、食少、烦渴、咽干、便秘）　玉竹麦冬汤：玉竹10克，麦冬10克，沙参5克，生甘草3克，加水300毫升，武火煎煮沸腾后改文火30分钟。药汁分2次服用，早晚饭后1小时温服，服用2周。

·日常食疗·

玉竹人参鸡：玉竹10克，鸡腿1个，人参2克，将鸡腿切大块洗净与玉竹、人参放入炖盅中，隔水蒸30分钟，鸡肉熟透即可食用。本方常服可养颜祛斑,使面色光泽。

【注意事项】

(1)胃有痰湿气滞者忌服。

(2)脾虚便溏者慎服。

【储藏方式】 阴凉、干燥处储藏。

十、百 合

【来源】 百合科植物百合的干燥肉质鳞叶。

【形态】 呈长椭圆形,顶端稍尖,基部较宽,边缘薄,微波状,略向内弯曲。

【辨别要点】 淡棕黄色或微带紫色,有数条纵直平行的白色维管束,质地硬而脆,断面角质样。以个大、肉厚、质坚、色白、粉性足者为佳。

【产地】 安徽宣城产名为宣百合、南百合,为道地药材;浙江产名为杜百合。江苏宜兴(虎皮百合)、湖南邵阳(麝香百合、龙牙百合)、甘肃兰州(川百合)、浙江湖州为全国“四大百合产区”。

【药理作用】 百合含秋水仙碱等生物碱,能对抗组胺引起的哮喘。

【性味与功能】

1. 性味 味甘,性寒,归心经、肺经。

2. 功能 养阴润肺,清心安神。

【用法与用量】

·治疗用药·

失眠 百合枣仁汤:百合25克,石菖蒲6克,酸枣仁12克,加水200毫升,武火煮沸后改文火30分钟。药汁分2次服用,早晚饭后1小时温服。本方适合神经衰弱、心烦失眠者。

·日常食疗·

1. 粥类

(1)百合银花粥:百合50克,金银花10克焙干为末,粳米100克。先将100克粳米淘净,煮至粥浓稠时再放百合煮10分钟,起锅前放入金银花药末及适量白糖即可食用。本方可以清热消炎、生津解渴,适用于咽喉肿痛、“内火”旺盛的人群。

(2) 绿豆百合粥：绿豆100克，粳米或糯米适量，百合50克。绿豆、粳米或糯米加水适量煮熟，再加入百合略煮片刻即可。本方可以清热解毒、利水消肿，适用于干咳、热病后余热未尽、烦躁失眠等症者。

(3) 百合杏仁粥：百合、粳米各50克，去尖杏仁10克，白糖适量煮粥。本方可以治疗肺燥咳嗽、干咳无痰等症，适合慢性支气管炎患者。

(4) 百合莲子粥：百合30克，莲子25克，糯米100克，加红糖适量，共煮粥食。本方可以养胃缓痛、补心安神，适合脾胃虚弱的胃脘痛、心脾虚或心阴不足的心烦不眠症者。

2. 茶类

(1) 百合花茶：干百合5克，蜂蜜10毫升，干百合以沸水冲泡10分钟，饮用时加入蜂蜜即可。本方可以排毒、美容养颜(青年女性)。

(2) 百合金菊茶：干百合5克，菊花3朵，绿茶1克，金银花0.5克，薄荷0.5克，混合后用沸水冲泡5分钟，代茶饮。本方可以清肝明目、利咽消肿，适合内热、咽喉肿痛、肝热目赤等(上火)症者。

(3) 百合洋参茶：干百合20克，西洋参1克，枸杞子3克，竹叶1克，沸水冲泡10分钟即可。本方可以清热润肺、养心安神、养颜抗衰(中年女性)。

3. 其他 蜜汁百合：百合60克，蜂蜜30克，放碗内拌匀，入锅中隔水蒸熟食用(10分钟以上，灭菌)。本方可以滋润心肺、润肠通便。百合、蜂蜜两者适合秋冬肺燥咳嗽咽干、肺结核咳嗽、痰中带血、老年人慢性支气管炎干咳及大便燥结等症者。本方亦可作为点心让婴儿食用，可治疗婴儿慢性支气管炎、咽干燥咳，特别是入秋之后的干咳，伴大便秘结更宜(忌同食豆制品)。

【注意事项】 风寒咳嗽、虚寒出血、脾胃不佳者忌食。

【储藏方式】 阴凉、干燥处储藏。

第四章　理气类

一、玫瑰花

【来源】　蔷薇科植物玫瑰的干燥花蕾。

【形态】　略呈半球形或不规则团状，直径0.7～1.5厘米，残留花梗不超过0.5厘米。

【辨别要点】　花托为半球形，与花萼基部合生，花瓣呈覆瓦状排列，紫红色，有的黄棕色。以朵大、瓣厚、色紫、鲜艳、香气浓者为佳。

【产地】　中国各地均有分布。

【药理作用】　含有强力β胡萝卜素，可有效对抗自由基，以达到延缓衰老的作用。

【性味与功能】

1. 性味　味甘、微苦，性温，归肝经、脾经。

2. 功能　行气解郁[①]，和血[②]，止痛。

【用法与用量】

·治疗用药·

肝胃气滞[③]　玫瑰花6朵阴干，200毫升沸水冲泡，10分钟后再饮用。

---

① 行气解郁：调理气机，使人体气机通畅。

② 和血：调和血脉。

③ 气滞：气运行不畅而停滞的病理变化。

1个月为1个疗程。本方可缓解肝胃气滞之痛。

· 日常食疗 ·

茶类

（1）美容养颜茶：玫瑰花4～5朵，100毫升沸水冲泡，15分钟后再饮用。2个月为1个疗程。本方可以缓和情绪、平衡内分泌、补血气、美颜护肤。

（2）养颜嫩肤茶：大枣1枚，太子参2片，玫瑰花5朵，200毫升沸水冲泡15分钟再饮用，2个月为1个疗程。

（3）祛痘养颜茶：枸杞子、益母草、玫瑰花各5克，200毫升沸水冲泡15分钟再饮用，直接冲泡可调整油脂分泌和内分泌，抑制痤疮。2个月为1个疗程。

（4）金银玫瑰茶：金银花1克，玫瑰花3朵，麦冬2克，山楂2克，混合后用200毫升沸水冲泡15分钟即可饮用。本方可以理气解郁、滋阴清热，适合肝郁虚火上升①、面色枯黄、皮肤干燥者，长期服用效果较好。

（5）玫瑰去脂茶：玫瑰花10朵，乌梅3颗，混合后用200毫升沸水冲泡8分钟即可饮用。3个月为1个疗程。本方可以清脂减肥、促进代谢。

（6）枣杞玫瑰茶：大红枣3颗，枸杞子20颗，干玫瑰花5朵，150毫升沸水，一起放入杯中，盖上盖子闷泡10分钟左右即可饮用。3个月为1个疗程。本方可以改善血液循环、调节内分泌，益气补血、祛斑调经、美白肌肤。

【注意事项】 阴虚火旺② 者慎服，孕妇慎服。

【储藏方式】 阴凉、干燥处避光储藏。防闷热，防虫蛀。

二、梅　花

【来源】 蔷薇科植物梅的干燥花蕾。

【形态】 呈类球形，有短梗，花萼灰绿色或棕红色，花瓣黄白色或淡粉色。

---

① 肝郁虚火上升：肝火旺。

② 阴虚火旺：阴虚，阴不制阳，阳相对亢盛而致虚火炽盛的病理变化。

【辨别要点】 子房密被细柔毛。

【产地】 江苏、浙江、四川等省。

【药理作用】 梅花含挥发油,可降压、抗菌、抗炎。

【性味与功能】

1. 性味 味微酸,性平,归肝经、胃经、肺经。

2. 功能 疏肝和中,化痰散结。

【用法与用量】

·治疗用药·

1. 慢性咽炎(咽部异物感)

(1)梅花6克,橘饼2个,水煎服。

(2)梅花片3克,大黄3克,黄连3克,半夏3克,将大黄、半夏、黄连研磨为细末,用鸡蛋清调敷足底心,男左女右,另将梅片整块安置于敷药中间,注意梅花不可以研碎,需要整片花瓣。

2. 暑热口渴 梅花10克,白菊花10克,玫瑰花15克,水煎服。

3. 胃脘胀痛 梅花10克,佛手10克,枳壳10克,水煎服。

4. 高血压 梅花10克,决明子10克,水煎服。

5. 痤疮(俗称"青春痘")(尚未全部发出) 梅花30克,桃仁6克,丝瓜络20克,甘草6克,水煎服。

·日常食疗·

茶类

(1)梅花茶:梅花10克,冲入少量开水迅速倒掉,后再用100毫升沸水冲泡1～3分钟。本方可以疏肝解郁、宁心安神,2个月为1个疗程。

(2)美容养颜茶:梅花、玫瑰花各4～5朵,150毫升沸水冲泡5分钟。本方可以疏肝理气养血,淡化黄褐斑,缓解梅核气①,尤其可作为30岁以上女性美容养颜、祛除黄褐斑的保养良方,可长期服用。

【注意事项】 孕妇忌饮。

【储藏方式】 阴凉、干燥处避光储藏。

① 梅核气:以咽喉异物感如梅核梗阻,咽之不下,咯之不出为主要表现的咽喉病。

三、陈　皮

【来源】 芸香科植物橘的干燥成熟果皮。

【形态】 呈不规则片状,厚1～4毫米。

【辨别要点】 外表面橙红色或红棕色,有细皱纹及凹下的点状油室,内表面浅黄白色,粗糙,有筋络状维管束。以片大、色鲜、油润、质软、香气浓、味甜苦辛者为佳。

【产地】 湖北省、广东省、福建省、四川省、重庆市、浙江省、江西省、湖南省等地。其中,以广东省新会、四会、广州近郊产者质佳。

【药理作用】 陈皮挥发油中含柠檬烯及多种黄酮类化合物(橙皮苷)。其煎液可以扩张气管,所含橙皮苷可降低毛细血管的通透性,防止微细血管出血。

【性味与功能】

1. 性味　味苦、辛,性温,归肺经、脾经。
2. 功能　理气健脾,燥湿化痰。

【用法与用量】

·治疗用药·

久病体弱、胃虚有热[①]、气逆不降、呃逆或呕吐　橘皮竹茹汤:橘皮(陈皮)12克,竹茹12克,大枣5枚,生姜9克,甘草6克,人参3克,加水200毫升,武火煎煮沸腾后改文火15分钟,早饭后1小时温服。

·日常食疗·

茶类

(1) 陈皮泡茶饮:陈皮3克,沸水冲泡代茶饮。本方适合脾胃气滞、脘腹胀满、消化不良、食欲不振、咳嗽多痰者;也适合预防高血压、心肌梗死、脂肪肝,急性乳腺炎患者也可食用。

(2) 陈皮降脂茶:陈皮15克,山楂10克,甘草3克,丹参5克,加水1 500毫升大火煮沸,小火再煮20分钟,过滤即可饮用。本方可以降低胆

① 胃虚有热:胃阴虚致热,症见胃部隐痛、嘈杂、饥不欲食、口干咽燥、大便干结。

固醇及血脂。

（3）陈皮茯苓茶：茯苓5克，陈皮2克，茯苓、陈皮洗净，放入保温杯中，冲入热水，等5分钟即可饮用。本方可以健脾利湿、化痰祛脂。

【注意事项】 气虚、阴虚、体弱者慎用。

【储藏方式】 阴凉、干燥处储藏。

第五章　平肝息风类

天　麻

【来源】 兰科植物天麻的干燥块茎。

【形态】 为类圆形、长条形或不规则的切片，有的边缘呈波状，表皮黄白色至淡黄棕色，有的可见皱纹及由潜伏芽[①]形成的环纹残余[②]。

【辨别要点】 切面黄白色至淡棕色，可见颜色稍淡的筋脉小点，角质样，半透明，质地坚脆，嚼之略带黏性。

【产地】 四川、云南、贵州等省。

【药理作用】 天麻所含天麻苷能镇静、抗惊厥[③]、降压、保护脑神经细胞，以及抑制血小板聚集、抗血栓和改善微循环。

---

① 潜伏芽：生在药物新枝的最下部，形状瘪小，如粟粒，俗称"狗鳖"，平时不萌发，在花芽、叶芽或枝条受伤后才能萌发，其寿命较长，可维持10～15年之久。

② 环纹残余：是根据植物次生增厚的情况区分的，有的一圈一圈增厚，有的呈螺旋状增厚，有的增厚的部分呈现梯状花纹，有的交错连成网状，有的除了孔纹都呈木质化增厚。以上五种类型，管径是依次增粗的。在系统演化上，导管分子粗，且端壁与纵轴垂直是较进化的类型；端壁具有单穿孔的较复穿孔的更进化。环纹导管、螺纹导管、梯纹导管、网纹导管和孔纹导管五种导管是后面的较前面的更进化。管径粗有利于运输水分。当然这五种导管都会在植物茎中存在，前两种出现得早，在原生木质部中。随着茎的增粗，也就是后生木质部和次生木质部的出现，前两种就被挤坏，拉断了（可以用显微镜在标本里看到残余），当然后三种导管就出现了（它们都是在伸长生长停止后出现的，存在于后生木质部和次生木质部里）。

③ 惊厥：表现为突然发作的全身性或局限性肌群强直性和阵挛性抽动，多伴有意识障碍。

【性味与功能】

1. 性味　味甘，性平，归肝经。

2. 功能　息风解痉[①]，平抑肝阳，祛风通络。

【用法与用量】

·治疗用药·

1. 痹证[②]　天麻6克，川芎10克，全蝎5克，怀牛膝15克，加冷水300毫升，武火煎煮至沸腾后改文火煎煮30分钟，倒出药汁，再加水200毫升，武火煮沸后改文火煎煮20分钟。将2次药汁混合后再分2次服用，早晚饭后1小时温服，2个月为1个疗程。本方适合风湿关节痛、麻木不仁[③]者。

2. 面瘫　天麻6克，全蝎5克，僵蚕10克，白附子5克，羌活6克，防风6克，川芎10克，威灵仙15克，蔓荆子10克，加冷水500毫升，浸泡30分钟，武火煎煮至沸腾后改文火煎煮30分钟，倒出药汁，再加水400毫升，武火煮沸后改文火煎煮20分钟。将2次药汁混合后再分2次服用，早晚饭后1小时温服，2周为1个疗程。

3. 风痰上扰[④]

（1）癫痫：天麻6克，钩藤15克，胆南星6克，石菖蒲12克，郁金12克，黑丑、白丑各6克，僵蚕10克，石决明15克（先煎），川贝母10克，化橘红10克，茯苓15克，法半夏10克，琥珀粉3克（冲），朱砂粉2克（冲），石决明加水200毫升，武火先煎30分钟，其他药物加冷水500毫升，浸泡30分钟，加入先煎的石决明及其药汁，武火煎煮至沸腾后改文火煎煮30分钟，倒出药汁，再加水500毫升，武火煮沸后改文火煎煮20分钟。将2次药汁混合后再分2次服用，早晚饭后1小时温服，琥珀粉和朱砂粉服用前冲入，1个月为1个疗程。

（2）眩晕[⑤]头痛：天麻6克，白术15克，苍术15克，法半夏10克，茯苓

---

① 息风解痉：用具有息风止痉作用的方药，治疗肝风内动证的治法。

② 痹证：肢体肌肉、关节疼痛。

③ 麻木不仁：麻木。

④ 风痰上扰：动脉里的血栓堵塞脑血管。

⑤ 眩晕：以头晕、目眩为主要表现的疾病。

15克，陈皮10克，泽泻15克，僵蚕10克，胆南星6克，羌活6克，蔓荆子10克，川芎10克，加冷水600毫升，浸泡30分钟，武火煎煮至沸腾后改文火煎煮30分钟，倒出药汁，再加水500毫升，武火煮沸后改文火煎煮20分钟。将2次药汁混合后再分2次服用，早晚饭后1小时温服，1个月为1个疗程。

·日常食疗·

1. *汤类*　天麻炖土鸡：土鸡半只，天麻10克，红枣10颗，枸杞子20颗，姜1块，花椒5颗，盐少许；土鸡焯好，放入砂锅中，1次性倒入足量冷水，水面比食材高3～4厘米，放入姜片和花椒，大火煮开后，改成中小火，放入天麻、红枣和枸杞子，盖上盖子煲2～3小时以上，调入盐即可，1周为1个疗程，可多次服用。本方可以补脑安神、养血。

2. *其他*

（1）天麻粉：天麻粉10克，早饭后以温开水送服。每日1次，连续服用1个月。本方可以益气、延年益寿。

（2）天麻蒸鸡蛋：天麻粉6克，鸡蛋1个，将鸡蛋一头开一小孔，灌入天麻粉，用浸湿的白纸粘贴住鸡蛋上的小孔，孔向上放入蒸笼内蒸熟，去壳食用鸡蛋和天麻粉。早晚各食1次，10日为1个疗程，停服2日再服天麻蒸鸡蛋，连服3个疗程。本方对痔疮脱肛、子宫脱垂有一定的辅助治疗作用。

【注意事项】

（1）天麻中毒剂量是40克以上，故不宜大剂量，但可小剂量久服。

（2）血虚及非真中风[①]者忌用。

【储藏方式】　阴凉、干燥处储藏。

---

① 非真中风：不是中风。

第六章　止血类

一、三　七

【来源】

1. 三七　五加科植物三七的干燥根和根茎。

2. 三七花　三七的干燥花。

【形态】

1. 三七　主根呈类圆锥形或圆柱形，长1～6厘米，直径1～4厘米。表面灰褐色或灰黄色，有断续的纵皱纹和支根痕。顶端有茎痕，周围有瘤状突起，体重，质坚实。

2. 三七花　伞形花序，基部有鳞片状苞片。

【辨别要点】

1. 三七　断面灰绿色、黄绿色或灰白色，木部微呈放射状排列，气微，味苦回甜。

2. 三七花　基部合生，花盘平坦或微凹。

【产地】　主产于云南省文山，广西壮族自治区田阳、靖西、百色等地。

【药理作用】　三七人参总皂苷含量超过人参。三七可扩张血管，降低血管阻力，增加心输出量，减慢心率，降低心肌耗氧量和毛细血管的通透性，促进血液细胞新陈代谢，双向调节血糖、降低血脂、降低胆固醇、抑制动脉硬化。三七止血不留瘀，活血不出血，对吐血、呕血、咯血、衄血、便血、尿血、瘀血等具有明显治疗效果，还可镇静、安定、改善睡眠、增强机体免疫功能、抗炎、保护肝脏。

【性味与功能】

1. 性味　味甘、微苦，性温，归肝经、胃经。

2. 功能　化瘀止血，活血定痛[①]。

【用法与用量】

·治疗用药·

1. 便血　三七5克研末，同低度白酒调服，每日1次，早饭后服，1周为1个疗程，无效则专科就诊。

2. 产后血多　三七3克研末，米汤送服，同时专科就诊。

3. 其他

(1) 心脑血管疾病、糖尿病、关节炎、痛风、慢性炎症、胃溃疡每日吃一勺三七粉（3克），效极佳，甚至月经不调和脸上有色斑的女性，坚持服用，都能得到逐步治疗和改善。常服用三七的人群心脑血管病、恶性肿瘤的发病率低，所以三七又被称为"长寿草"，适合长期服用。

(2) 外用取适量三七粉敷于出血的伤口，可起到止血作用，适合跌打瘀血、外伤出血、产后血晕、吐血等血症者。

·日常食疗·

1. 汤类

(1) 三七杞子炖乌鸡：乌鸡350克，三七8克，红枣、枸杞子各10克，姜片10克，清水1 000克，净锅上火，放入清水、乌鸡、姜片、三七、红枣、枸杞子，大火烧开后转小火炖50分钟调味即成。本方可以补血活血、消肿止痛，尤其是对关节痛有效，适合长期服用。

(2) 三七炖鸡：10克三七粉炖鸡食用，或3克三七粉与150毫升鸡汤搅匀食用。本方可以补血、理血、养血、补气，提高人体免疫力，用于身体虚弱、食欲不振、神经衰弱、过度疲劳、失血、贫血等症者；对手术后的患者和女性痛经等妇科病效佳，适合长期服用。

---

① 化瘀止血，活血定痛：活血化瘀，止血止痛。

2. 其他

（1）珍珠三七粉面膜：珍珠粉、三七粉、灵芝粉、陈皮粉，每种粉一茶匙，加半只蛋清调匀，均匀涂于面部，20分钟洗掉即可。1个月为1个疗程。本方适合中年女性面部有黄褐斑者。

（2）三七蜜面膜：三七粉10克与适量蜂蜜调和成糊状，直接敷面10～20分钟。本方可以活血润肤、抗衰老，长期使用可使皮肤光洁、细嫩（敷面期间，再用蜂蜜水加三七粉3克内服效果更佳）。

【注意事项】

（1）三七性温活血，故孕妇慎服，血热[①]及阴虚有火者不宜单用。

（2）三七不管生吃还是熟吃，每人每日用量以不超过6克为佳，外伤止血除外。

（3）服用三七时忌食虾类。

【储藏方式】 阴凉、干燥处储藏。

二、侧柏叶

【来源】 柏科植物侧柏的干燥枝梢及叶。

【形态】 多分枝，小枝扁平。

【辨别要点】 叶细小鳞片状，交互对生，贴伏于枝上，深绿色或黄绿色，质地脆、易折断、味苦涩。

【产地】 全国各地均产。

【药理作用】 侧柏叶含大量的挥发油，油中主要成分为侧柏烯、小茴香酮等，并含脂类成分棕榈酸、硬脂酸、月桂酸等，又含黄酮类成分芦菜素等，以及含β-谷甾醇、缩合鞣质等。其叶中还含有钾、钠、磷、氮、钙、镁、锰和锌等多种微量元素，有镇咳、平喘、祛痰、镇静、抗菌等作用。

【性味与功能】

1. 性味　味苦、涩，性微寒，入肺经、肝经、大肠经。

2. 功能　凉血止血，生发乌发，化痰止咳。

---

① 血热：外感热邪，热入血分，血受热邪所迫而妄行，导致出血、发瘀等的病理变化。

【用法与用量】

· 治疗用药 ·

1. 内服

(1) 小便尿血：侧柏叶9克，黄连3克，加水200毫升，武火煎煮沸腾后改文火20分钟。药汁分2次服用，早晚饭后1小时温服。

(2) 月经过多：芍药、侧柏叶各15克，捣碎，加水200毫升，武火煎煮沸腾后改文火15分钟。药汁分2次服用，早晚饭后1小时温服。

(3) 历节风痛[①](剧痛，不能转动，动即痛极，昼夜不宁)：侧柏叶15克，当归、红花、羌活、防风各9克，加水300毫升，武火煎煮沸腾后改文火30分钟。药汁分2次服用，早晚饭后1小时温服。

(4) 高血压：侧柏叶25克，切碎，沸水冲泡代茶饮，至血压正常为止。

2. 外用

(1) 去油护发：苦丁茶50克，干桑叶50克(新鲜的桑叶加80克)，侧柏叶50克。将苦丁茶、干桑叶、侧柏叶混合在一起，放入500毫升煮开的水中煮。煮约15分钟之后滤出水，用水洗头即可。

(2) 脱发：

1) 侧柏叶30克，用75%的医用乙醇浸泡，浸泡的时候最好用瓶子或带盖的器皿。7～10日之后用棉签蘸取，在脱发处反复涂擦，每日3次。本方可以清热凉血、祛风生发，适合脱发、脂溢性皮炎等。

2) 生侧柏叶150克，骨碎补300克，混合后可用95%的乙醇适量浸泡上方200克，每日取少许药液涂擦头皮。

(3) 斑秃：30克生姜和30克侧柏叶剪碎后放入捣罐中捣烂，用棉签蘸取涂在斑秃的位置，可以促进生发。

(4) 火烫伤：侧柏叶30克，入臼中湿捣，令其烂如泥，冷水调作膏，涂敷于伤处。

(5) 腮腺炎：侧柏叶30克，洗净捣烂，加蛋清调成泥状外敷，每日换药2次。

---

① 历节风痛：关节痛。

·日常食疗·

侧柏叶泡水服用，对于身体的保健效果虽然不错，但会产生副作用，表现为头晕眼花、恶心呕吐、呼吸困难及视物不清、四肢麻木等，不建议频繁泡茶饮用。

【注意事项】

（1）与酒相宜。

（2）不宜多食，以免影响消化功能。

（3）因侧柏叶含侧柏烯、侧柏酮等成分，有毒，对消化、呼吸、神经、生殖、循环、泌尿等系统有损害，不可长期服用。

【储藏方式】 阴凉、干燥处储藏。

第七章　收涩类

一、乌　梅

【来源】　蔷薇科植物梅的干燥近成熟果实。

【形态】　呈类球形或扁球形，直径1.5～3厘米，表面乌黑色或棕黑色，皱缩不平。

【辨别要点】　底部有圆形的果梗痕，果核坚硬，椭圆形，棕黄色，表面有凹点。

【产地】　浙江、福建、云南等省。

【药理作用】　乌梅含有柠檬酸、苹果酸，对多种致病性细菌及皮肤真菌有抑制作用。其在体外对蛔虫的活动有抑制作用，还能增强机体免疫功能。

【性味与功能】

1. 性味　味酸、涩，性平，归肝经、脾经、肺经、大肠经。

2. 功能　敛肺止咳，涩肠止泻[①]，生津止渴，安蛔止痛。

【用法与用量】

·治疗用药·

干咳无痰，急、慢性咽喉炎　乌梅1个，洗净含服，上、下午各1次。

·日常食疗·

酸梅汤：乌梅15克，甘草5克，陈皮5克，山楂10克，可加适量桂花、

---

① 敛肺止咳，涩肠止泻：治疗咳嗽，治疗腹泻。

冰糖（味道太酸、太苦时加），将搭配好的材料放入盛满水的锅中煮开，煮开后小火熬制40分钟左右，再品尝味道是否合适，如果合适就可以等凉后饮用，如果不合适可以再加冰糖调整。第1次熬制完成后，再添加第1次水量2/3的水进行第2次熬制，才能将材料中的物质充分熬制出来，而且味道并不比第1次熬制得淡。本方可以消食和中、行气散瘀、生津止渴、收敛肺气、除烦安神①。

【注意事项】

（1）感冒发热、咳嗽多痰、胸膈痞闷②者忌食。

（2）细菌性痢疾、肠炎初期者忌食。

（3）正常月经期及怀孕妇女产前产后忌食。

（4）忌与猪肉同食。

【储藏方式】 阴凉、干燥处储藏。

二、莲　子

【来源】

1. 莲子　睡莲科植物莲的干燥成熟种子。

2. 莲子心　睡莲科植物莲的干燥成熟种子中的干燥幼叶及胚根。

【形态】

1. 莲子　为半球形或不规则形的小块，类半球形者中心有凹槽。

2. 莲子心　略呈细棒状，长1～1.4厘米。

【辨别要点】

1. 莲子　表面浅黄棕色至红棕色，有细纵纹，有的一端有深色的乳头状突起；内表面及断面均为黄白色，质地较硬。

2. 莲子心　幼叶绿色，一长一短，卷成箭形，先端向下反折，两幼叶间可以看到细小的胚芽，质地脆，容易折断，断面有几个小孔。

---

① 消食和中、行气散瘀、生津止渴、收敛肺气、除烦安神：助消化，活血化瘀，补充水分，止咳，消除烦恼不失眠。

② 胸膈痞闷：胸闷、胃胀。

【产地】 湖南、福建、江苏、浙江等省。

【药理作用】 莲子含有淀粉、棉子糖等,可降压、强心、抗癌、降脂。

【性味与功能】

1. 莲子 ① 性味:味甘、涩,性平,归脾经、肾经、心经。② 功能:补脾止泻,止带,益肾涩精,养心安神。

2. 莲子心 ① 性味:味苦,性寒,归心经、肾经。② 功能:清心安神,交通心肾①。

【用法与用量】

·治疗用药·

病后余热未尽、心阴不足、心烦口干、心悸不眠 莲子百合麦冬汤:莲子15克(带心),百合30克,麦冬12克,加水300毫升,武火煎煮沸腾后改文火15分钟。分早中晚饭后1小时温服,服用1周。

·日常食疗·

1. 汤类

(1) 莲子红枣汤:莲藕两块,去皮,切块,洗净沥干;红枣200克,莲子100克用水泡软后捞起。将藕块、红枣、莲子和适量冰糖,加水500毫升,武火煎煮沸腾后改文火30分钟,至食材软透即可,服用1个月。本方可以补血润肤,是长期疲劳过度、消耗精力者的药补食品。

(2) 红枣银耳莲子汤:红枣100克,银耳50克,莲子100克,红糖适量。将红枣、银耳、莲子洗净后泡水,锅中加水500毫升,放入以上三种材料,煮熟后加糖调味即可。服用1个月。本方可以补血润肤,是长期疲劳过度、消耗精力者的药补食品。

(3) 百合莲子炖瘦肉:莲子、百合各30克,精瘦肉200克,将莲子、百合浸泡好与洗净的精瘦肉一同入锅,炖熟即可。服用1个月。本方可以清润肺燥、止咳,非常适合慢性支气管炎患者的预防保健和调理。

2. 粥类 莲子山药粥:莲子50克,怀山药30克,粳米50克,薏苡仁

---

① 交通心肾:用具有滋肾阴、敛肾阳、降心火、安心神作用的方药,以滋阴潜阳,沟通心肾,治疗心肾不交证。

30克。将莲子去皮及心，加怀山药、粳米及水煮粥食用。服用1周。本方适合消瘦、食欲不振的脾胃虚弱小儿。

3. 其他　莲肉糕：莲子肉、糯米（或大米）各200克，炒香；茯苓100克（去皮）。共研为细末，白糖适量，一同拌匀，加水使之成泥状，蒸熟，待冷后压平切块即成。服用1个月。本方可以补脾益胃，适合脾胃虚弱、饮食不化、大便稀溏者。

【注意事项】

（1）莲子：

1）中满痞胀[①]及大便燥结者，忌服。

2）不能与牛奶同服，否则会加重便秘。

3）孕妇慎用（临产时可用）。

（2）莲子心：脾虚便溏者慎用。

【储藏方式】　阴凉、干燥处储藏。

三、芡　实

【来源】　睡莲科植物芡实除去硬质外种皮后的干燥成熟种仁。

【形态】　呈类球形或已破碎，完整者直径5～8毫米。

【辨别要点】　表面棕红色至暗棕色，有不规则网状脉纹，一端呈黄白色至淡黄色，约占全体1/3，中央有一圆形凹点。质地坚实，破碎面白色，呈粉性。以颗粒饱满、均匀、粉性足、无破碎、干燥无杂质者为佳。

【产地】　北芡实产于山东省、苏北、皖北等北方地区。

【药理作用】　芡实含有维生素B_2、烟酸等，可降低尿蛋白，用于治疗肾小球肾炎。

【性味与功能】

1. 性味　味甘、涩，性平，归脾经、肾经。

2. 功能　益肾固精，补脾止泻，除湿止带。

---

① 中满痞胀：是指由饮食停滞所致的脘腹胀满。

【用法与用量】

·治疗用药·

金锁固精丸　沙苑子20克，芡实20克，莲须20克，煅龙骨10克，煅牡蛎10克，莲子20克，虽然名为丸，也可以作为汤剂，加冷水500毫升，浸泡30分钟，武火煎煮至沸腾后改文火煎煮30分钟，倒出药汁，再加水400毫升，武火煮沸后改文火煎煮20分钟。将2次药汁混合后再分2次服用，早晚饭后1小时温服。本方可治疗肾虚不固之遗精，神态疲乏无力，腰痛耳鸣患者。

·日常食疗·

1. 羹类　山药芡实羹：山药50克，芡实20克，山楂100克，冰糖30克，将芡实加半碗水浸泡24小时，煮软，捣碎；山药放进热蒸笼中大火蒸熟，直到软烂，捣成泥；山楂去核切碎，加水600毫升，小火熬软，让汁变浓，滤水去渣；用山楂汁、山药泥和芡实浆混合成羹状，加入糖到酸甜适口。分次服用，可长期服用。本方可以健脾开胃，适合小孩胃口不佳者。

2. 粥类　山药薏苡仁芡实粥：芡实20克，薏苡仁20克，大米100克，山药20克，各种原料一定要提前泡，而且要泡比较长的时间（8～10小时），泡开比较容易熟（最好打粉、打碎，口感较好），可加适量冰糖，可长期服用。本方可以健脾益胃、补肾益精、延年益寿、祛湿利水。

3. 其他　莲子美容润肤方：莲子30克，芡实30克，薏苡仁50克，桂圆肉10克，蜂蜜适量，加水500毫升，小火煎煮约1小时，熟后食用。每日1次，可长期服用。本方可以美容润肤。

【注意事项】　平素大便干结或腹胀者忌用。

【储藏方式】　阴凉、干燥处储藏。

四、海螵蛸

【来源】　乌贼科动物无针乌贼或金乌贼的干燥内壳。

【形态】　多为不规则形或类方形块，类白色或微黄色。

【辨别要点】　一面可见细密波状层纹（腹面），另一面可见密被细小疣点状突起质硬的薄层（背面），有的一面可见浅槽，有的尾部末端有一骨针。质松脆，摸之有粉粒感。炒海螵蛸有的可见焦斑。以块大、色白、完整、无杂质者为佳。

【产地】 主产于辽宁省、浙江省、江苏省、广东沿海各省。

【药理作用】 海螵蛸主要含碳酸钙、壳角质、黏液质及多种水解氨基酸和多种微量元素，可用于抗消化性溃疡、接骨、抗辐射。

【性味与功能】

1. 性味　味咸、涩，性微温，归肝经、肾经。

2. 功能　收敛止血，固精止带[①]，制酸止痛[②]，收湿敛疮[③]。

【用法与用量】

· 治疗用药 ·

1. 上消化道出血　海螵蛸粉、生大黄粉各0.25克，装胶囊，每粒0.5克，1次4～6粒，4～6小时口服1次，或者用乌贼骨粉3克，白及粉1克，甘草粉1克，混合每次口服5克，1日3次，同时就诊。

2. 哮喘　海螵蛸粉500克，砂糖100克，混合。成人每次15克，儿童减半，每日3次，1个月为1个疗程。

3. 其他

（1）健中调胃汤：党参15克，白术10克，姜半夏6克，陈皮6克，降香10克，公丁香6克，海螵蛸15克，炙甘草6克，加冷水600毫升，浸泡30分钟，武火煎煮至沸腾后改文火煎煮30分钟，倒出药汁，再加水500毫升，武火煮沸后改文火煎煮20分钟。将2次药汁混合后再分2次服用，早晚饭后1小时温服，服用1个月。本方可以益气健中、调胃止痛、愈疡制酸，适合消化性溃疡、慢性胃炎，症见胃痛、嘈杂、泛酸，空腹尤甚，得食稍减，喜暖喜按，嗳气矢气，大便或溏或燥，舌质淡红，苔白滑，脉象沉细或弦，中医辨证属于脾气虚偏寒夹饮[④]者。

（2）护膜海螵蛸汤：白及、海螵蛸各10克，胖大海、吴茱萸、黄连各3克，土茯苓、白花蛇舌草各25克，加冷水600毫升，浸泡30分钟，武火煎

---

① 固精止带：治疗遗精和白带。
② 制酸止痛：抑制胃酸、止胃痛。
③ 收湿敛疮：用具有燥湿收敛作用的药物外用使溃疡愈合、新肉生长。
④ 脾气虚偏寒夹饮：脾胃气虚偏寒，伴有水饮。

煮至沸腾后改文火煎煮30分钟，倒出药汁，再加水500毫升，武火煮沸后改文火煎煮20分钟。将2次药汁混合后再分2次服用，早晚饭后1小时温服，服用1个月。本方可以护膜止酸、清化湿热，适合消化性溃疡患者。

（3）双蛸汤：桑螵蛸8克，海螵蛸、沙苑子、鹿角霜、金樱子各15克，白术10克，加冷水500毫升，浸泡30分钟，武火煎煮至沸腾后改文火煎煮30分钟，倒出药汁，再加水400毫升，武火煮沸后改文火煎煮20分钟。将2次药汁混合后再分2次服用，早晚饭后1小时温服，服用1个月。本方可以温肾健脾、固精止带，适合细菌性阴道炎，见带下增多、清稀透明，伴腰酸膝软、头晕耳鸣、大便溏薄等症者。

（4）海螵蛸粉3克，撒在洗净后的患处，每日换药2次，用1周，保持患处干燥。用于治疗皮肤溃疡、褥疮、湿疹、湿疮等。

·日常食疗·

粥类　海螵蛸香菇牛奶粥：香菇30克，海螵蛸粉5克，浙贝母粉10克，白及粉10克，白茯苓粉20克，牛奶500克，大米200克，大米先用大火煮开，随即加入海螵蛸粉、浙贝母粉、白及粉、白茯苓粉和香菇丝，改以小火煮20分钟，待粥稠后倒入牛奶，略煮片刻即起锅离火调味。分早中晚3次服用，1周为1个疗程。本方可以制酸，止痛、止血、补虚，尤适合消化性溃疡之胃酸分泌过多、疼痛较甚或伴上消化道少量出血者。

【注意事项】

（1）海螵蛸性收涩，久服易致便秘，必要时宜适当配润肠药同用。

（2）阴虚多热者不宜多用。

【储藏方式】 阴凉、干燥处储藏。

五、五味子

【来源】 木兰科落叶木质藤本植物五味子的成熟果实。

【形态】 类球形，直径5～8毫米，表面黑色或棕黑色，皱缩，果肉稍厚，柔软，有黏性。

【辨别要点】 种子1～2粒，肾形，表面红棕色，有光泽。

【产地】 北五味子(质量佳)主要产地为东北地区及内蒙古自治区、河北省、山西省。

【药理作用】 五味子含有挥发油(主要是五味子素)、有机酸等,对神经系统各级中枢均有兴奋作用,可以镇咳、祛痰、利胆、保肝、降压,还有类似人参的适应原样作用,调节机体的免疫功能。

【性味与功能】

1. 性味　味酸、甘,性温,归肺经、心经、肾经。

2. 功能　收敛固涩,益气生津,补肾宁心[①]。

【用法与用量】

·治疗用药·

1. 神经衰弱、疲倦乏力　五味子酒:五味子90克(或五味子30克,山茱萸12克),炒熟研末,用白酒500毫升浸泡72小时。每次服10毫升,每日2次(或五味子、山茱萸,炒熟研末,米汤送服)。

2. 慢性支气管炎　五味子3克,苦杏仁3克(后下),甘草3克,麻黄3克,加水200毫升,武火煎煮沸腾后改文火20分钟,苦杏仁在最后3分钟放入。药汁分2次服用,早晚饭后1小时温服,连服1个月。

3. 体虚多汗　固汗方:五味子、麦冬各9克,牡蛎12克,加水200毫升,武火煎煮沸腾后改文火20分钟。药汁分2次服用,早晚饭后1小时温服,连服1个月。

4. 补益五脏、延缓衰老　补益方:五味子30克,北黄芪30克,南杏仁、北杏仁各15克,排骨半斤、蜜枣5粒,加清水1 500毫升,煲2小时,连服2个月。

·日常食疗·

单方泡水:五味子12克,泡水。常饮可保肝护肝,有助睡眠。

【注意事项】 表邪未解、内有实热、咳嗽初起、麻疹初期者,均不宜用。

【储藏方式】 阴凉、干燥处储藏。

---

① 补肾宁心:治疗肾虚,使心神安宁,改善睡眠。

第八章　化湿类

一、茯　苓

【来源】　多孔菌科真菌茯苓的干燥菌核。

【形态】　为规则或不规则形的片状或块状，白色至类白色。

【辨别要点】　表面略粗糙或平坦，质地较坚硬，嚼之黏牙。

【产地】　云南、湖北、四川等省。

【药理作用】　茯苓含茯苓多糖、葡萄糖、蛋白质、氨基酸、有机酸、脂肪、卵磷脂、腺嘌呤、胆碱、麦角甾醇、多种酶和钾盐，能增强机体免疫功能，茯苓多糖有明显的抗肿瘤作用；有利尿作用，能增加尿中钾、钠、氯等电解质的排出；有镇静及保护肝脏、抑制溃疡的发生、降血糖、抗辐射等作用。

【性味与功能】

1. 性味　味甘、淡，性平，归心经、肺经、脾经、肾经。

2. 功能　利水渗湿，健脾，宁心①。

【用法与用量】

·治疗用药·

妊娠呕吐　茯苓陈皮姜汁茶：茯苓25克，陈皮5克，加水200毫升，武火煎煮沸腾后改文火15分钟，服时加入生姜汁10滴，连服3日。本方可

---

① 利水渗湿，健脾，宁心：排除体内多余的水分，调理脾胃功能，安抚心神。

以健脾和胃。

· 日常食疗 ·

1. *汤类* 开胃汤：茯苓15克，怀山药12克，谷芽、麦芽各30克，鲜、干鸭肫各1个，煮汤服，连服3日。本方适合小儿消化不良、不思饮食者。

2. 粥类

（1）茯苓薏苡仁粥：茯苓、薏苡仁各25克，陈皮5克，粳米适量，煮粥。本方适合小儿脾虚泄泻、小便不利，连服1周。

（2）茯苓栗子粥：茯苓15克，栗子25克，大枣10个，粳米100克，加水先煮栗子，大枣、粳米、茯苓研末，待米半熟时徐徐加入，搅匀，煮至栗子熟透。可加糖调味食用，服用1个月。本方可以补脾利湿、止泻、益脾胃，适合脾胃虚弱、饮食减少、便溏腹泻者。

（3）茯苓麦冬粥：茯苓、麦冬各15克，米100克，米加水煮粥，二药水煎取浓汁，待米半熟时加入，一同煮熟，服用1个月。本方可以养阴安神、除烦热，适合心阴不足、心胸烦热、惊悸失眠、口干舌燥者。

3. 其他

（1）茯苓薏苡仁饼：茯苓、薏苡仁、白面粉各30克，白糖适量，研成细末和匀压成饼，蒸熟，服用3日。本方适合小儿食用，有和脾胃之效，连服1周。

（2）茯苓鸡肉馄饨：茯苓50克，鸡肉适量，面粉200克，茯苓研为细末，与面粉加水揉成面团，鸡肉剁细，加生姜、胡椒、盐做馅，包成馄饨，煮食，服用2周。本方可以补气健脾利湿，适合脾胃虚弱、呕逆少食、消化不良者。

（3）茯苓酒：茯苓60克，大枣20枚，当归12克，枸杞子12克，葡萄酒1 500毫升，将上药切碎装瓦坛内，倒入酒，密封浸泡15日，每隔3日振摇1次。每日饮服2次，每次15毫升，服用1个月。凡由气血虚弱、阴阳两亏所出现的腰酸、腿软、体倦乏力、遗精阳痿、须发早白、心悸失眠、食欲减退等症者均宜服用。

（4）茯苓膏：白茯苓500克，蜂蜜250克，先将白茯苓研为细末，以水漂去浮者，取下沉者，滤去水，再漂再晒，反复3次，再为细末，拌蜂蜜和匀，加热熬至滴水成珠即可，装瓶备用。每日2次，每次15克，白开水送服。本方对老年性水肿、肥胖症及预防癌肿均有裨益。

【注意事项】

(1) 肾功能不全者慎用。

(2) 阴虚而无湿热[①]、虚寒精滑、气虚下陷[②]者慎用。

【储藏方式】 置阴凉、干燥处，防潮。

二、薏苡仁

【来源】 禾本科植物薏苡除去种皮的干燥成熟种仁。

【形态】 呈宽卵形或长椭圆形，长4～8毫米，宽3～6毫米。

【辨别要点】 表面乳白色，光滑，偶有残存的黄褐色种皮；一端钝圆，另一端较宽而微凹，有一淡棕色点状种脐；背面圆凸，腹面有一条较宽而深的纵沟。质地较坚实，断面白色，显粉性。

【产地】 主产于福建、河北、辽宁等省。

【药理作用】 薏苡仁含有薏苡仁油、薏苡仁酯等，能抑制肌肉收缩，抑制多突触反射。其脂肪油能使血清钙、血糖含量下降，并有解热、镇静、镇痛作用。

【性味与功能】

1. 性味　味甘、淡，性凉，归脾经、胃经、肺经。

2. 功能　利水渗湿，健脾止泻，除痹，排脓，解毒散结。

【用法与用量】

·治疗用药·

1. 脾虚易腹泻　因生薏苡仁性偏凉，煮薏苡仁汤健脾利湿效果不明显，而用炒过的薏苡仁煮粥或取一匙泡茶喝，则效果明显，而麸炒比单纯炒薏苡仁健脾作用更突出。

2 风湿关节疼痛　《神农本草经》记载薏苡仁“主筋急拘挛[③]不可屈

① 阴虚而无湿热：阴虚导致火气旺盛，但没有湿邪夹杂。

② 气虚下陷：气虚无力升举反而下陷。

③ 筋急拘挛：抽筋。

伸，风湿痹”。风湿关节疼痛者用薏苡仁煮粥可祛风除湿。

·日常食疗·

1. *汤类* 薏苡仁炖冬瓜：薏苡仁100克，冬瓜200克，共同炖汤。本方可以利湿、消肿、减肥，适合有水肿症状和多湿体胖者，同时对四肢关节疼痛、屈伸不利和白带多而混浊有一定的疗效。

2. *粥类*

（1）薏苡仁南瓜粥：薏苡仁100克，加南瓜200克炖汤。本方既能滋阴又可益气，是糖尿病患者的理想食品。

（2）50克薏苡仁煮粥，粥熟后加入15克白糖服食，每日1次。也可将白糖换成15克百合与薏苡仁一起煮粥，效亦佳。本方对痤疮、雀斑和湿疹都有疗效。

【注意事项】

（1）孕妇慎用。

（2）薏苡仁药力轻缓，需要多服久服，才能有显著的效果。

【储藏方式】 置通风、干燥处，防蛀。薏苡仁含丰富的碳水化合物，其主要成分为淀粉。因此，很容易生虫和发霉，且蔓延很快，储存的容器要注意密封。如果是带壳储存则可保存得更久。

三、赤小豆

【来源】 豆科植物赤小豆或赤豆的干燥成熟种子。

【形态】 呈长圆形而稍扁，长5～8毫米，直径3～5毫米，外表面紫红色，平滑，无光泽或微有光泽。

【辨别要点】 一侧有线形突起的种脐，偏向一端，白色，约为全长的2/3，中间凹陷成纵沟，另一侧有一条不明显的棱脊，质坚、不易破碎，嚼之有豆腥气。以身干、颗粒饱满、色赤红发暗者为佳。

【产地】 全国各地均产，主产于河北、陕西、山东、安徽、江苏、浙江等省。

【药理作用】 赤小豆含糖类、三萜皂苷、蛋白质、脂肪、粗纤维及多种维生素等，有催乳、利尿作用，同时还可以降血压、降血脂、调节血糖、解毒抗癌、预防结石、健美减肥。

【性味与功能】

1. 性味 味甘、酸，性平，归心经、小肠经、肾经、膀胱经。

2. 功能 利水消肿，解毒排脓。

【用法与用量】

· 治疗用药 ·

1. 肝硬化腹水 赤小豆500克，活鲤鱼1条，清炖至赤小豆烂透为止。将赤小豆、鱼和汤分数次服下。每日或隔日1剂，连续服用1周，以愈为止。本方服用后尿量增加，可帮助缓解腹水症状。

2. 肾炎水肿 赤小豆30克，西瓜皮15克，玉米须15克，冬瓜皮15克，加水1 000毫升，武火煎煮沸腾后改文火30分钟，药汁分3次服用，早中晚饭后1小时温服，连服1周。本品可以清热解毒、利水消肿，适合肾炎水肿、小便不利、尿路感染等症者。

3. 营养不良性水肿、贫血 赤小豆30克，红豇豆30克，红枣20枚，一同煮烂即可。每日早晚食用，连服2周。本方可以健脾利湿。

4. 早泄 赤小豆20克，竹叶10克，乌梅10克，加水200毫升，武火煎煮沸腾后改文火20分钟。药汁分2次服用，早晚饭后1小时温服，服用1个月。本方可以清热利湿，适合早泄属肝经湿热者，症见口苦胁痛、小便黄赤、阴囊湿痒等。

5. 大肠癌 赤小豆20克，薏苡仁20克，粳米50克，煮粥热服，可久服。本方可以清热除湿，适合大肠癌属湿热下注者，症见腹胀腹痛、里急后重、肛门发热、小便赤等。

6. 养颜祛斑 赤小豆30克，鸡内金末10克。煮赤小豆将熟时，放入鸡内金末调匀，可作早餐食用，服用1个月。本方可以清热利湿、消积化瘀，适合颜面部青春痘、黄褐斑、身体肥胖的女性。

7. 小儿肾炎 黑鱼1条，赤小豆60克，冬瓜500克(连皮)，葱白适量，共煲汤，不加盐，食肉喝汤，服用3日，并于专科就诊。本方可以宣肺利水消肿，适合小儿肾炎初期见颜面四肢水肿者。

8. 病毒性腮腺炎 赤小豆50～70粒，研成末，和入温水、鸡蛋清或蜜调成稀糊状，摊在布上，敷于患处。一般1次即能消肿。

9. *茵陈赤小豆汤* 茵陈30克，赤小豆12克，炒薏苡仁24克，泽泻9克，炒苍术9克，炒黄柏9克，苦参12克，防己9克，佩兰9克，白蔻仁9克，生甘草3克，加冷水600毫升，浸泡30分钟，武火煎煮至沸腾后改文火煎煮30分钟，倒出药汁，再加水500毫升，武火煮沸后改文火煎煮20分钟，将2次药汁混合后再分2次服用，早晚饭后1小时温服，服用1个月。本方可以清热利湿、芳香化浊①，适合湿热下注之血栓性静脉炎②者。

·日常食疗·

1. *汤类*

（1）赤小豆鲫鱼汤：赤小豆约90克，鲫鱼（鲤鱼）一条，煮汤调味服，服用1个月。本方可以健脾祛湿、益肾、利尿消肿，主治面部、腹部、四肢微感水肿，经前水肿，肾脏炎症引起的水肿，孕妇水肿，乳汁不足等症。

（2）赤小豆炖牛肉：牛肉250克，赤小豆200克，花生仁150克，大蒜100克，煮汤调味，服用1个月。本方可以清热祛湿、健脾止泻、补虚温中，适合慢性胃炎者。

（3）赤小豆银花汤：山楂15克，赤小豆200克，冰糖、金银花各适量，煮汤调味，服用1个月。本方可以清热解毒、降脂利水。

（4）野鸭赤小豆汤：野鸭1只，赤小豆50克，陈皮10克，花生米50克，煮汤调味，服用2周。本方可以补中益精、健脾利水，适合脾虚水肿者，症见全身虚弱、不思饮食、尿少肢肿等。

2. *粥类*

（1）赤豆粥：赤豆30～50克，水煮至半熟，放入粳米100克同煮粥，以淡食为宜，加白糖调味食用亦可，可常服。本方可以健脾益胃、清热解毒、利水、消肿、通乳，适合水肿、下肢湿气、小便不利、大便溏薄、身体肥胖、产后乳汁不足等症者。

（2）山药赤小豆粥：赤小豆30克，山药30克，大米50克，白糖10克，煮粥调味，可常服。本方可以清热利湿、健脾和胃、利水消肿，适合肝炎，兼有大便泄泻、小便短少、倦怠腹胀、舌干口渴等症者。

---

① 芳香化浊：具有芳香气味的中药可以化湿。

② 血栓性静脉炎：静脉血栓后的血管炎症。

（3）赤小豆南瓜粥：大米150克，南瓜50克，赤小豆30克，白糖适量，煮粥调味，可常服。本方可以平衡血糖，预防肥胖。

（4）赤小豆绿豆粥：赤小豆50克，绿豆100克，粳米100克，煮粥调味，可常服。本方对湿热下注[①]型急性前列腺炎患者尤为适宜。

（5）茯苓赤小豆粥：茯苓粉15克，赤小豆50克，大米100克，煮粥调味，可常服。本方可以除湿健脾、利水消肿，适合肝硬化腹水患者。

（6）赤小豆山楂粥：赤小豆60克，山楂30克，大米50克，红糖30克，煮粥调味，可常服。本方可以降压降脂、消食化积，适合肥胖症、高血压、高血脂、水肿、脚湿气、食积停滞、肉积不消等者。注意：慢性脾胃虚弱，经常大便溏薄的中老年人不宜服用。

【注意事项】

（1）阴虚而无湿热者及小便清长者忌食赤小豆。

（2）赤小豆煮汁，食之通利力强，消肿通乳作用甚效。但久食令人黑瘦燥结。

（3）被蛇咬者百日内忌赤小豆。

【储藏方式】 阴凉、干燥处储藏。

四、苍　术

【来源】 菊科多年生草本植物茅苍术或北苍术除去须根的干燥根茎。

【形态】 为类圆形或不规则形的切片，直径1～4厘米，表面灰棕色、黄棕色至黑棕色，粗糙，可见皱纹，横曲纹，具众多残留须根及须根痕。

【辨别要点】 （上海地区以蜜麸炒苍术为准）切面棕黄色至黄棕色，散在的油点呈棕色，略具焦香气。以质坚实、断面朱砂点多、香气浓者为佳。

【产地】 茅苍术主产于江苏省、湖北省、河南省等地，以江苏省茅山

---

① 湿热下注：指湿热流注于下焦，主要表现为小便短赤、身重疲乏、舌苔白腻、胃纳不佳等。

一带产者质量最佳。北苍术主产于内蒙古自治区、山西省、辽宁省等地。

【药理作用】 苍术主要含有苍术醇、苍术酮及大量维生素，可以利尿、发汗、镇静、健胃、降血糖、治夜盲等。

【性味与功能】

1. 性味 味辛、苦，性温，归脾经、胃经。

2. 功能 燥湿健脾，祛风散寒，明目。

【用法与用量】

·治疗用药·

1. 外感风寒 苍术、防风各30克，甘草15克，生姜、葱白各6克，加冷水400毫升，浸泡30分钟，武火煎煮至沸腾后改文火煎煮30分钟，药汁分2次服用，早晚饭后1小时温服，连服1周。

2. 腹中虚冷、不思饮食 苍术丸：制苍术30克，神曲15克，将此两味研为粉末，炼蜜为丸。每日服用3次，每次9克，用温开水或米汤送服，连服3周。

3. 其他 民间传统在端午节时用苍术、白芷、石菖蒲、艾叶烟熏消毒，或另加薄荷、丁香、金银花、紫苏叶、檀香等香料研粉做成香袋外用以祛邪避秽。

·日常食疗·

1. 汤类

（1）苍术20克，茯苓40克，猪肝300克，猪瘦肉100克，生姜3片，煲汤，坚持服用1～2个月。本方可以升阳燥湿，适合脾虚气陷[①]的胃下垂者。

（2）羊肉（肥瘦）500克，羊骨100克，薏苡仁50克，茯苓25克，苍术10克，白萝卜500克，煲汤调味，连服1周。本方可以祛风除湿、散寒、健脾胃。

2. 粥类

（1）苍术粥：苍术粉5克，粳米50克，白糖15克，将三味一同放入锅中，加水熬煮成粥。每日早晚服用，连服3周。本方可以健脾燥湿。

（2）苍术猪肝粥：猪肝100克，苍术9克，小米150克，苍术焙干为末，

---

① 脾虚气陷：由于脾气亏虚，升举无力而反下陷所表现的证候。

将猪肝切成两片相连，掺药在内，用麻线扎定，与小米加水适量，放入砂锅内煮熟即可。每日1次，连服1周。本方可以养肝明目，适合两目昏花者。

【注意事项】

（1）血虚怯弱及七情气闷者慎用，误服易耗气血、燥津液。

（2）凡病属阴虚血少、精不足、内热骨蒸、口干唇燥、咳嗽吐痰、吐血、鼻衄、咽塞、便秘滞下者，都应忌之。肝肾有动气者勿服。

（3）内热阴虚，表疏汗出者忌服。

【储藏方式】 阴凉、干燥处储藏。

第九章 安神类

酸枣仁

【来源】 鼠李科植物酸枣的干燥成熟种子。

【形态】 呈扁圆形或扁椭圆形，长5～9毫米，宽5～7毫米，厚约3毫米，表面紫红色或紫褐色，平滑有光泽，有的具裂纹。

【辨别要点】 一面较平坦，中间有一条隆起的纵线纹；另一面稍突起，一端凹陷，可见线形种脐，另一端有细小突起的合点。炒酸枣仁有的可见焦斑。

【产地】 主产于河北、陕西、山西、山东等省。

【药理作用】 酸枣仁富含大量的脂肪油、蛋白质、黄酮苷、甾醇、三萜类、酸枣仁皂苷及多种人体所需的维生素，能够有效镇静安神，对失眠者疗效显著；并能够镇痛、抗惊厥、降血脂、抗血小板聚集、增强免疫功能、降压、抗缺氧、抗心肌缺血、抗心律失常、抗衰老、抗辐射等。

【性味与功能】

1. 性味　味甘、酸，性平，入心经、肝经、胆经。

2. 功能　养心益肝，补血安神，益阴敛汗。

【用法与用量】

·治疗用药·

1. 小儿夜啼

（1）小儿虚烦不眠[1]：酸枣仁10克，适量的糖，一同放进水中煎煮15分钟；亦可将酸枣仁研成末，每次1.5～3克，睡前服，3日不愈则就诊。

（2）小儿惊悸夜啼：炒酸枣仁、薄荷、钩藤各4克，蝉蜕2克，加水200毫升，武火煎煮沸腾后改文火20分钟，薄荷、钩藤最后3分钟放入，分2次服用，早晚饭后1小时温服，3日不愈则就诊。

2. *酸枣仁汤*　酸枣仁10克，甘草、生地黄、栀子仁、麦冬、人参、当归身各6克，加水400毫升，武火煎煮沸腾后改文火20分钟，药汁分2次服用，早晚饭后1小时温服。1个月为1个疗程。本方适用于血虚所引起的心烦不眠或心悸不安患者，有良效。

3. *酸枣仁桂圆饮*　炒酸枣仁10克，芡实12克，龙眼肉10克，加水200毫升，武火煎煮沸腾后改文火15分钟，药汁分2次服用，早晚饭后1小时温服。1个月为1个疗程。本方可以养血安神。

·日常食疗·

1. *汤类*

（1）枣仁百合排骨汤：百合20克，酸枣仁10克，小排骨200克，调味料少许。2周为1个疗程。本方可以滋阴安神。

（2）猪心枣仁汤：猪心1个，酸枣仁、茯苓各15克，远志5克，水煎服。2周为1个疗程。本方可以宁心安神。

2. *粥类*　酸枣仁粥：酸枣仁10克，生地黄15克，粳米100克。连服1个月。本方可以养阴宁心[2]、补肝安神[3]，治疗神经衰弱引起的失眠效果佳，且温和无副作用，适合心肝血虚所致的心烦失眠、心悸、体虚自汗等症者，特别适合体质虚弱者。

3. *茶类*　酸枣仁茶：酸枣仁30克，冲入沸水100毫升，盖闷20分钟，睡前2小时作茶饮。本方可治疗神经衰弱、神经症、更年期综合征等，属肝血不足、心神不安者，长期服。

---

① 虚烦不眠：心烦睡不着。

② 养阴宁心：滋养阴液，安神。

③ 补肝安神：补肝使心平气和。

【注意事项】

（1）过度劳累和情绪激动者不宜使用。

（2）有药物过敏史或过敏体质者不宜使用。

（3）高血压、高血脂、糖尿病、心脏病患者不宜使用。

（4）肝肾功能不全、有脑血管病史、手术史和外伤史，以及嗜酒和大量吸烟者不宜使用。

（5）孕妇请遵医嘱。

【储藏方式】 阴凉、干燥处储藏。

第十章　消食类

山　楂

【来源】　蔷薇科植物山楂或山里红的干燥成熟切片的果实。

【形态】　为圆形片，皱缩不平，直径1～2.5厘米，厚0.2～0.4厘米。

【辨别要点】　外皮红色，具皱纹，有灰白色小斑点，果肉深黄色至浅棕色。中部横切片有5粒浅黄色果核，但多数脱落或中空。偶见短而细的果梗或花萼残留。

【产地】　分布于山西、河北、山东、辽宁、河南等省。

【药理作用】　山楂含有酒石酸、柠檬酸等，能促进胃液分泌、降血脂、降血压、抗血小板聚集、收缩子宫、强心、扩张冠状动脉、抗心律失常、抗氧化、保肝、增强免疫功能。

【性味与功能】

1. 性味　味酸、甘，性微温，归脾经、胃经、肝经。

2. 功能　消食健胃，行气散瘀①，化浊降脂②。

【用法与用量】

·治疗用药·

1. 产后瘀血、恶露不止　山楂益母膏：山楂、益母草各50克，加水

① 行气散瘀：活血化瘀。

② 化浊降脂：降血脂。

500毫升，武火煮沸后文火60分钟，去渣取汁，加红糖煮至膏状，每日服用10克。同时妇科就诊。

2. 肝炎恢复期　养肝消瘀蜜：山楂250克，丹参500克，枸杞子250克，加水3 000毫升，武火煮沸后改文火40分钟，加入50克蜂蜜，30克冰糖，去渣取汁，每日饮100毫升，可连服2个月。

3. 消化不良　山楂麦芽饮：生山楂、炒麦芽各10克，开水冲服，可消食导滞，连服1周。

·日常食疗·

1. 茶类

（1）降压茶：山楂15克，罗布麻叶6克，五味子5克及冰糖5克，沸水冲泡代茶饮，久服。本方久服可降低血脂、血压，防治冠状动脉粥样硬化性心脏病。

（2）菊楂决明散：山楂片15克，菊花10克，决明子15克，沸水冲泡代茶饮，久服。本方适合高血压兼冠状动脉粥样硬化性心脏病患者。

（3）山楂荷叶饮：山楂15克，荷叶12克，沸水冲泡代茶饮，久服。本方适合高血压兼高血脂患者。

2. 其他　日常煮鸡肉时，若肉质较硬，加几颗山楂即易烂。

【注意事项】

（1）大量食用会导致营养不良、贫血。

（2）糖尿病患者不宜食用。

（3）脾胃虚弱者不宜多食。

【储藏方式】　阴凉、干燥处储藏。

第十一章　化痰类

竹　茹

【来源】 禾本科植物青秆竹的茎秆的干燥中间层。

【形态】 卷曲成团，不规则丝条状或长条形薄片状，或作刨花状，宽窄厚薄不等，长短不一，宽0.5～0.7厘米，厚0.3～0.5厘米。全体浅绿色或黄绿色，体轻松，质柔韧，有弹性，气微，味淡。

【辨别要点】 以色呈浅黄绿、质地柔韧、体轻松、富有弹性者为佳。

【产地】 主产于四川省、湖北省、安徽省等及广东省、广西壮族自治区等地区。

【药理作用】 竹茹含木质素、纤维素、多糖、氨基酸、酚性物质、树脂类及黄酮类成分。所含对羟基甲醛等成分，有止咳、祛痰及止呕吐的药理作用；竹茹粉对白色葡萄球菌、枯草杆菌、大肠埃希菌、伤寒杆菌均有较强的抑制作用，并有升高血糖的作用。

【性味与功能】

1. 性味　味甘，性微寒，归肺经、胃经。

2. 功能　清热化痰，除烦止呕。

【用法与用量】

·治疗用药·

1. 肺热咳痰　竹茹、枇杷叶、杏仁各9克，黄芩4.5克，桑白皮12克，加水200毫升，武火煎煮沸腾后改文火20分钟。药汁分2次服用，早晚饭后1小时温服，服用2周。

2. 肺热咳嗽、咳吐黄痰　竹茹15克，加水100毫升，武火煎煮沸腾后改文火15分钟。药汁分2次服用，早晚饭后1小时温服。

3. 反复咳嗽　竹茹9克，蜂蜜100克，竹茹煎水，兑入蜂蜜中，再煮沸服用，连服3日。

4. 止痛、舒经、止血、安胎　竹茹酒：青竹茹60克，阿胶20克，黄酒400毫升，先将青竹茹切碎与阿胶一同放入黄酒中，再上火煮沸至阿胶烊化，去渣冷却，装瓶备用。每次10毫升，早中晚各饮1次，同时妇科就诊。

·日常食疗·

1. 粥类

（1）竹茹米粥：鲜竹茹20克，生姜3片，大米100克，将鲜竹茹煎煮取汁（反复取2次），以汁煮粥调味。本方可以清热凉血、化痰止呕，适合妊娠呕吐患者。

（2）竹茹陈皮粥：竹茹10克，陈皮10克，粳米50克，煮粥调味，早晚分食。本方可以清热化痰、和胃除烦。

2. 茶类

（1）柿蒂竹茹茶：柿蒂3个，竹茹3克，茶叶10克，沸水冲泡代茶饮。1个月为1个疗程。本方可降气和胃止呃，适合呃逆，症见呃声沉缓有力、胸脘满闷、厌食冷物、饮食减少、呕吐痰涎等症者。注意：急性胃炎及胃、十二指肠溃疡患者忌用。

（2）竹茹茶：竹茹5克，绿茶3克，沸水冲泡代茶饮。1个月为1个疗程。本方可以清热凉血、化痰止呕，适合烦热呕吐、衄血、吐血、痰黄稠等症者。

（3）竹茹芦根茶：竹茹、芦根各30克，生姜2片，沸水冲泡代茶饮。每日1剂，2周为1个疗程。本方可以清火降逆，适合：① 胃火上逆引起的呕吐，呕声洪亮、冲逆而出，口臭烦渴，舌红及热病后呕逆等症者；② 妊娠呕吐见上症者。注意：胃虚或寒湿伤胃，舌苔白腻者忌用。

（4）竹茹桑叶茶：竹茹5克，桑叶6克，炒谷芽9克，沸水冲泡代茶频饮。每日1剂，1个月为1个疗程。本方可以清热除烦、健胃消食。

3. 汤类　竹茹润肺汤：竹茹20克，梨50克，银耳、杏仁各15克，冰糖

20克，入蒸锅中蒸熟即可。每日1剂，1个月为1个疗程。本方可以清热润肺、化痰止咳，可改善咳嗽、咳痰、咯血、哮喘等不适症状。

【注意事项】

（1）寒痰咳喘、胃寒呕逆及脾虚泄泻者禁服。

（2）高血糖者慎食。

【储藏方式】 装入塑料袋中，密封，置于干燥、通风处，以免受潮发霉或遭虫蛀。

第十二章　活血化瘀类

益母草

【来源】　唇形科植物益母草带花(未开或初开)的干燥地上部分。

【形态】　呈段状,茎方柱形,直径2～5毫米,表面灰绿色或黄绿色,具细茸毛,四面凹下成纵沟,有的可见切断的对生分枝。

【辨别要点】　切面中央为白色疏松的髓部,体轻,质韧。

【产地】　全国各地均产。

【药理作用】　益母草碱对子宫有兴奋作用,能显著增加冠状动脉流量及减慢心率,能够抗血小板聚集及抗血栓形成,收缩肠平滑肌、增强免疫,可抗氧化、防衰老、抗疲劳及抑制癌细胞增生。

【性味与功能】

1. 性味　味苦、辛,性微寒,归肝经、心经、膀胱经。

2. 功能　活血调经,利尿消肿,清热解毒。

【用法与用量】

·治疗用药·

1. 妇女气血两虚、脾胃虚弱、不思饮食、四肢无力、月经不调或腰酸腹胀、赤白带下、经久不孕,或胎动不安等　益母草120克,人参30克,炒白术30克,炒白芍30克,川芎30克,熟地黄60克,酒当归60克,炙甘草15克,上药研细末,炼蜜为丸。每次6克,空腹蜜糖送下。胃胀冷者,加砂仁、陈皮;胸闷者,加香附、郁金。

2. 气血不和、血瘀内阻、月经不调、经行腹痛、产后恶露不尽等症　益母草300克，水煎浓缩，加赤砂糖150克收膏。每日15克，开水冲服。

3. 痛经　益母草45克，延胡索20克，鸡蛋2个，加水同煮，鸡蛋熟后去壳再煮片刻，去药渣，吃蛋饮汤。经前每日1次，连服5～7次。

4. 月经不调、闭经、痛经、产后腹痛等症　益母草30克，香附9克，加水300毫升，武火煎煮沸腾后改文火15分钟。药汁分2次服用，早晚饭后1小时温服，服用3周，经期除外。

5. 血瘀腹痛、腰背酸痛等症　益母草15克，当归12克，木香9克，赤芍9克，加水300毫升，武火煎煮沸腾后改文火15分钟。药汁分2次服用，早晚饭后1小时温服，服用3周，经期除外。

6. 血瘀腹痛、月经不调、倦怠少食等症　山楂12克，益母草12克，当归6克，红糖3克，将山楂、益母草、当归加适量开水冲泡，盖闷20分钟左右，调入红糖，即可饮用，服用3周，经期除外。

·日常食疗·

汤类　益母草瘦肉汤：鲜益母草100克，瘦肉50克，姜1片，枸杞子5粒，益母草洗净，将叶片和秆分摘，瘦肉切小片，用盐、麻油、姜片、淀粉略腌一会儿，锅内放入清水和枸杞子，烧开后下益母草秆，煮5分钟后将益母草秆捞出，下叶片，待水再次沸腾时下肉片，煮至肉片熟，调入适量的盐和麻油即可。本方可以清腻滞、降血脂、益心肺。

【注意事项】

(1) 不宜与肾上腺素同用：益母草具有降压作用，并能降低甚至逆转肾上腺素的作用。

(2) 不宜与异丙肾上腺素同用：益母草有增加冠状动脉流量、减慢心率的功效，可以拮抗β-受体激动剂异丙肾上腺素的心脏兴奋作用。

(3) 不宜与阿托品同用：阿托品能减弱益母草的降压作用。

(4) 孕妇慎用。

【储藏方式】　阴凉、干燥处储藏。

第十三章　外用药类

丝瓜络

【来源】 葫芦科一年生草本植物丝瓜的成熟果实中的维管束，即丝瓜的枯老果实。

【形态】 为筋络交织而成的网状长段，或其他不规则形状，多数已压扁，长7～10厘米，宽10～15厘米，表面淡黄白色。

【辨别要点】 体轻，质韧，有弹性，不能折断。横切面可见数个空腔，气微，味淡。以个大、完整、洁净、质韧、色淡黄白、无种子者为佳。

【产地】 全国各地均产，以江苏省、浙江省所产者质量最佳。

【药理作用】 丝瓜络含木聚糖、甘露聚糖、半乳聚糖等，还含皂苷类物质、丝瓜苦味质、黏液质、木胶、瓜氨酸和干扰素等，可镇痛、镇静、抗风湿、抗菌、强心利尿、治疗急性肝损伤。

【性味与功能】

1. 性味　味甘，性平，归肺经、胃经、肝经。

2. 功能　通经活络，利尿消肿，活血，祛风，解毒化痰。

【用法与用量】

·治疗用药·

1. 胸胁[1]疼痛　丝瓜络、白芍、延胡索各15克，橘络10克，郁金10

---

① 胸胁：胸肋部。

克，薤白12克，加冷水600毫升，浸泡30分钟，武火煎煮至沸腾后改文火煎煮30分钟，倒出药汁，再加水500毫升，武火煮沸后改文火煎煮20分钟。将2次药汁混合后再分2次服用，早晚饭后1小时温服，连用2周。

2. 关节痛　丝瓜络15克，忍冬藤20克，威灵仙12克，鸡血藤15克，加冷水600毫升浸泡30分钟，武火煎煮至沸腾后改文火煎煮30分钟，倒出药汁，再加水500毫升，武火煮沸后改文火煎煮20分钟。将2次药汁混合后再分2次服用，早晚饭后1小时温服，连用2周。

3. 坐骨神经痛　丝瓜络15克，秦艽10克，羌活6克，红花10克，加冷水500毫升，浸泡30分钟，武火煎煮至沸腾后改文火煎煮30分钟，倒出药汁，再加水400毫升，武火煮沸后改文火煎煮20分钟。将2次药汁混合后再分2次服用，早晚饭后1小时温服，连用2周。

4. 半身不遂　丝瓜络、怀牛膝各15克，桑枝、黄芪各30克，加冷水500毫升，浸泡30分钟，武火煎煮至沸腾后改文火煎煮30分钟，倒出药汁，再加水400毫升，武火煮沸后改文火煎煮20分钟。将2次药汁混合后再分2次服用，早晚饭后1小时温服，连用2个月。

5. 子宫脱垂　丝瓜络48克，炙黄芪25克，研末混匀，水泛为丸。每次6克，每日2次，用白酒送服，1周为1个疗程。

6. 乳腺炎　丝瓜络50克，蒲公英25克，研末，用醋调匀后敷患处，纱布覆盖，胶布固定。每日2次，1周为1个疗程。

7. 咳嗽痰多　丝瓜络、橘络、桔梗各15克，研末混匀，加入蜂蜜为丸。每次6克，每日2次，温开水送服，2周为1个疗程。

8. 尿路感染　丝瓜络15克，水煎，加蜂蜜5克内服，连用2周。

9. 慢性腰痛　丝瓜络20克，切碎，焙至焦黄，研末。分2次服用，加黄酒少许冲服，连用1个月。

·日常食疗·

汤类

（1）丝瓜络汤：丝瓜络50克，煮水300毫升调味。每次150毫升，每日2次，1周为1个疗程。本方适合乳腺发炎或乳房肿块等症者；或丝瓜络直接煎水外用，内外相合，效果更佳。

（2）丝瓜络通乳汤：丝瓜络30克，鲫鱼500克或猪蹄500克，煮水400

毫升调味，每次服用200毫升，每日2次，连用3～4日。本品可以通络下乳，适合产后乳少或乳汁不通者，补而不腻，通而有度。

（3）丝瓜络消斑汤：丝瓜络10克，僵蚕10克，茯苓10克，鲜菊花10克，珍珠母20克，玫瑰花30克，大枣20克，加水400毫升，武火煎煮沸腾后改文火20分钟，药汁分2次服用，早晚饭后1小时温服，1个月为1个疗程。本方可以美白养颜、通络祛斑。

【注意事项】

（1）素体虚寒、脾虚泄泻或五更泄① 者慎用。

（2）寒嗽、寒痰者慎用。

【储藏方式】 阴凉、干燥处储藏。

① 五更泄：黎明时腹泻。

主要参考文献

陈湘君.中医内科学.上海：上海科学技术出版社，2010.

国家药典委员会.中华人民共和国药典（2015年版，一部）.北京：中国医药科技出版社，2015.

李兴广，杨毅玲.中医诊断学速记歌诀.北京：化学工业出版社，2016.

上海市食品药品监督管理局.上海市中药饮片炮制规范.上海：上海科学技术出版社，2008.

孙丰雷，田进文.中药药理与内科辨病用药.北京：人民卫生出版社，2007.

谢海洲.谢海洲用药心悟.北京：人民卫生出版社，2006.

徐国钧.中草药彩色图谱.第4版.福州：福建科学技术出版社，2015.

闫玉凝.中药图典：精编彩图版.北京：北京科学技术出版社，2011.

主 编 信 息

陈建华

· 基本信息 ·

陈建华，男，上海中医药大学附属上海市中西医结合医院（三级甲等医院）内科主任医师、上海中医药大学硕士研究生导师，从事内科的医疗、教学和科研工作30余年，现为上海市疾病预防控制中心高血压（心血管）防治专家小组成员、国家心血管病中心高血压医联体专家、上海市医学会心血管病分会高血压学组委员、上海市科学技术委员会专家库成员项目评审专家、上海市科普教育创新奖评审专家、上海市中西医结合学会脑心同治专业委员会委员、上海市卫生健康委员会考官、上海市科普作家协会会员。曾受邀作为上海科技节特约专家。在各类报刊上发表文章20余篇，并做客上海电视台访谈类节目。为中国科学技术协会指导的中国科普著名品牌“达医晓护”专栏作家。

· 擅长领域 ·

中西医结合治疗内科疑难杂症，尤其是心血管疾病、难治性高血压、头晕、胸闷、心慌、腹胀、水肿、乏力、失眠、夜尿多等。除此之外，还擅长中医整体调理、治未病。

· 门诊时间 ·

专家门诊：每周三下午；特需门诊：每周一下午。

特约膏方门诊：特约。

司静宇

· 基本信息 ·

司静宇,女,中药师。现为北京同仁堂上海黄浦大药房执业中药师及上海济民中医门诊部中药师。

· 擅长领域 ·

擅长常用中草药的使用及搭配,日常养生用药的巧用,以及中药处方审方调剂等。